B e c k e r s

ARBEITSMEDIZINISCHE EINSCHRÄNKUNGEN

bei bestimmten Erkrankungen

4 . A u f l a g e

BECKERS

Arbeitsmedizinische Einschränkungen

bei bestimmten Erkrankungen

4. ergänzte Auflage

Verlag Arzt + Information Köln

Verfasser:

Dr. med. Heinz Beckers

Direktor Arbeitsmedizinisches Zentrum, Deutz AG® Köln

1. Auflage 1996
2. Auflage 1998
3. Auflage 2000

Die Deutsche Bibliothek - CIP-Einheitsaufnahme

Beckers, Heinz
Arbeitsmedizinische Einschränkungen bei bestimmten Erkrankungen /
Beckers. - 4., erg. Aufl. - Köln: Verl. Arzt und Information, 2000
ISBN 3-9807384-0-X

Satz: Microsoft Word 2000® / HP LaserJet 4050®

Hinweis: Diese Veröffentlichung wurde aus umweltverträglichen und resourcenschonenden Materialien gefertigt.

Herausgeber und Bezug über:

Verlag ***Arzt + Information***
Dr. med. Heinz Beckers
Robert-Koch-Str. 55
D-50931 Köln
☎ 0221 / 41 51 52
Fax 0221 / 822 2413
arztinf@hotmail.com
www.arztinf.de

ISBN 3-9807384-0-X

Siehe auch Bezugsinformationen am Ende des Buches !

VORWORT zur 4. Auflage

Auch die 3. Auflage war wieder nach kurzer Zeit vergriffen. Dies zeigt, dass durch diese Orientierungshilfe eine vorhandene Lücke geschlossen wurde. Bei der jetzt vorliegenden Auflage wurden erneut zahlreiche Anregungen und Ergänzungsvorschläge berücksichtigt, für die ich mich bedanken möchte. An zahlreichen Stellen erfolgte eine Überarbeitung bzw. zusätzliche Krankheitsbilder/Einschränkungen wurden aufgenommen.

Andere Veröffentlichungen verweisen entweder bei bestimmten arbeitsmedizinischen Vorsorgeuntersuchungen auf Einschränkungen bei bestimmten Erkrankungen (Berufsgenossenschaftliche Grundsätze für arbeitsmedizinische Vorsorgeuntersuchungen bzw. Vorsorgeuntersuchungen nach Gefahrstoffverordnung oder andere staatliche Vorschriften) oder auf Voraussetzungen/Einschränkungen für bestimmte Berufe („Arbeitsmedizinische Berufskunde“ oder „Berufsprofile für die arbeits- und sozialmedizinische Praxis“).

Mit dieser Zusammenstellung wird neben einer Übersicht von über 200 Einschränkungskriterien für über 180 vorwiegend chronische Krankheitsbilder eine ***Orientierungshilfe für die Praxis*** gegeben, welche arbeitsmedizinischen Einschränkungen hinsichtlich des weiteren Arbeitseinsatzes zu berücksichtigen sind.

Bei geringer arbeitsmedizinischer Erfahrung bestehen verständlicherweise Probleme, bei bestimmten Erkrankungen arbeitsplatzbezogene Einschränkungen oder Empfehlungen auszusprechen bzw. an alle Kriterien zu denken. Die Auflistung soll daher für Niedergelassene, Kliniker sowie an anderen Institutionen tätigen Kollegen/-innen (Rehakliniken, Medizinischer Dienst der Krankenkassen, Arbeitsamt etc.), aber auch für Arbeitsmediziner/-innen Anhaltspunkte geben, was an Einschränkungen bei bestimmten Erkrankungen zu berücksichtigen ist und eine bessere Beurteilung der Einschränkungskriterien ermöglichen.

Zur richtigen Benutzung beachten Sie bitte unbedingt die „Erläuterungen und Hinweise zur Benutzung“ auf den nachfolgenden Seiten!

Diese Übersicht wurde aus zahlreichen Publikationen zusammengestellt; ebenfalls Berücksichtigung fanden die in den berufsgenossenschaftlichen Grundsätzen für arbeitsmedizinische Vorsorgeuntersuchungen genannten Einschränkungen sowie Verordnungen einzelner Berufsgenossenschaften (z.B. See-Berufsgenossenschaft, Gesundheitsschutzbergverordnung) und zahlreiche andere staatlichen Vorschriften (z.B. Gefahrstoff-/Biostoff-Verordnung, Röntgen-/Strahlenschutzverordnung, Fahrerlaubnisverordnung [FeV] bzw. Begutachtungs-Leitlinien "Krankheit und Kraftverkehr", Druckluftverordnung oder Gentechnik-Sicherheitsverordnung). Da in diesen Vorschriften auch Einschränkungen beim Bestehen einer Gravidität angegeben werden, wurden diese ebenfalls aufgeführt, obwohl es sich um keine "Erkrankung" handelt.

Aus Gründen der Vereinfachung und der besseren Lesbarkeit wurde auf männliche bzw. weibliche Doppelbezeichnungen verzichtet, obwohl dem Autor die sprachliche Gleichberechtigung bewusst ist. Ich bitte hierfür um Verständnis.

Auf vielfachen Wunsch wurde eine Kurzanleitung (Zusammenfassung) für das richtige Ausstellen von Bescheinigungen sowie mehrere Musterbescheinigungen im Anhang ergänzt.

Auch diese Auflage ist sicherlich nicht vollständig und weiterhin ergänzungsbedürftig. Ich hoffe dennoch, dass sie die erhoffte Hilfe darstellt und die arbeitsmedizinische Beurteilung bei bestehenden Erkrankungen erleichtert.

Für Ergänzungen, Kritik und Verbesserungsvorschläge für die nächste Auflage ist der Verfasser nach dem Motto dankbar: Es mag etwas gut sein, aber es kann noch besser werden !

Heinz Beckers

Inhaltsverzeichnis

Erläuterungen und Hinweise zur Benutzung

Übersicht über Einschränkungskriterien

Erläuterungen und Hinweise zur Benutzung

Vorbemerkung

Entsprechend dem Titel dieses Buches wird für bestimmte Arbeiten/Tätigkeiten bei leistungsgeminderten Patienten/Arbeitnehmern nachfolgend der übliche Begriff „Einschränkungen" (= „Keine Arbeiten/Tätigkeiten ...") im Sinne von „Nicht geeignet für" wie in vielen Rechtsvorschriften verwendet.

Analog zu den berufsgenossenschaftlichen Vorschriften für arbeitsmedizinische Vorsorgeuntersuchungen wird dies gebraucht im Sinne von „gesundheitliche Bedenken bei Arbeiten/Tätigkeiten..." bzw. „Gefährdungen der Gesundheit sind zu erwarten bei Arbeiten/Tätigkeiten...".

Arbeitsmedizinische Einschränkungskriterien

Die „Übersicht über Einschränkungskriterien" zählt über 200 mögliche arbeitsmedizinische Einschränkungskriterien bei leistungsgeminderten Mitarbeitern auf, die für den weiteren Arbeitseinsatz bei Erkrankungen eine Bedeutung haben. Diese gelten sowohl für die Beurteilung bei Einstellungs-/Eignungsuntersuchungen als auch bei Verbleib auf dem bisherigen Arbeitsplatz oder bei der Frage eines Arbeitsplatzwechsels.

Zur besseren Übersicht wurde eine Unterteilung nach folgenden Kriterien vorgenommen:

1. Einschränkungskriterien Bewegungssystem / körperliche Belastungen
2. Einschränkungskriterien Sinnesorgane
3. Einschränkungskriterien Umgebungsbedingungen
4. Einschränkungskriterien Lunge, Herz- / Kreislaufsystem
5. Einschränkungskriterien Haut
6. Einschränkungskriterien nervliche / seelische / geistige Belastungen
7. Einschränkungskriterien Zeitsysteme
8. Spezielle Einschränkungskriterien (für bestimmte Gefahrstoffe)
9. Sonstige Einschränkungskriterien

Leistungseinschränkungen, die nur bei seltenen/speziellen Erkrankungen eine Rolle spielen oder sich auf bestimmte Stoffe/Bereiche beziehen, wurden ebenfalls aufgeführt, da sie in der Beurteilung sicherlich Probleme bieten, z.B. bei bestimmten neurologischen Erkrankungen: Einschränkungen wie "Nicht geeignet für Arbeiten/Tätigkeiten mit besonderen Anforderungen an die Fingerfertigkeit" oder "Nicht geeignet für Arbeiten/Tätigkeiten mit besonderen Anforderungen an die körperliche Geschicklichkeit" bzw. bei psychischen Erkrankungen "Nicht geeignet für Arbeiten/Tätigkeiten mit besonderen Anforderungen an die Umstellungs- und Anpassungsfähigkeit".

Spezielle Einschränkungen aufgrund berufsgenossenschaftlicher oder staatlicher Vorschriften

Bei den speziellen Einschränkungen werden solche angegeben, die sich auf bestimmte Gefahrstoffe (z.B. "Nicht geeignet für Arbeiten/Tätigkeiten mit Bleialkylen") beziehen. So weit "Berufsgenossenschaftliche Grundsätze für arbeitsmedizinische Vorsorgeuntersuchungen" (G-Untersuchungen) des Hauptverbandes der gewerblichen Berufsgenossenschaften existieren, aus denen die entsprechenden Einschränkungen resultieren können, wurden die entsprechenden G-Ziffern in Klammern angegeben. Ebenso wurden die ergänzenden H-Ziffern ("Hinweise") der Landwirtschaftlichen Berufsgenossenschaft in Klammern angegeben. Entsprechende Untersuchungen/Beurteilungen dürfen nur durch Ärzte erfolgen, die hierzu von der Berufsgenossenschaft „ermächtigt" wurden (es besteht eine Untersuchungspflicht für den Arbeitgeber vor Einsatz an einem entsprechenden Arbeitsplatz). Auch Einschränkungen nach diesen berufsgenossenschaftlichen Grundsätzen dürfen nur von diesen ausgesprochen werden.

Analoges gilt für andere staatliche Vorschriften:

- Betriebsordnung Straßenbahn (BOStrab)
- Binnenschiffahrtspatentverordnung (BSchPatentV)
- Biostoffverordnung (BioStoffV)
- Druckluftverordnung (DrucklV)
- Eisenbahnbau- und Betriebsordnung (EBO)
- Fahrerlaubnisverordnung (FeV) [bei Personenbeförderung]
- Festlandsockel-Bergverordnung (FlsBergV)
- Gefahrstoffverordnung (GefStoffV)
- Gentechniksicherheitsverordnung (GenTSV)
- Gesundheitsschutz-Bergverordnung (GesBergV)
- Infektionsschutzgesetz (IfSG) [Ersetzt das bisherige Bundesseuchengesetz]
- Klima-Bergverordnung (KlimaBergV)
- Luftverkehrszulassungsordnung (LuftVZO)/Luftpersonalverordnung (LuftPersV)
- Röntgenverordnung (RöV)/Strahlenschutzverordnung (StrlSchV)
- Seediensttauglichkeitsverordnung (SeeDTauV)
- 1. Sprengstoffverordnung (1. SprengV)

Auch hier darf die Untersuchung/Beurteilung nur von Ärzten erfolgen, die hierzu von den zuständigen Institutionen ermächtigt wurden! Auf die entsprechenden gesetzlichen Vorschriften/ Veröffentlichungen wird verwiesen.

Krankheitsbilder

Die anschließend aufgeführten Krankheitsbilder sind alphabetisch geordnet. Hierbei sind teilweise auch spezielle Erkrankungen angegeben, so weit sich daraus spezielle Leistungseinschränkungen ergeben (z.B. Diabetes insipidus → Nicht geeignet für Arbeiten/Tätigkeiten an Hitzearbeitsplätzen). Falls das gesuchte Krankheitsbild nicht gefunden wird, muss eventuell auf ein verwandtes Krankheitsbild zur Beurteilung zurückgegriffen werden: Siehe Stichwortverzeichnis am Ende.

Zur besseren Übersicht wurde zusätzlich am Ende auch eine Übersicht der Erkrankungen nach Fachgebieten eingefügt:

- Dermatologische Erkrankungen
- Hals- / Nasen- / Ohren-Erkrankungen
- Innere Erkrankungen
- Neurologische/Psychiatrische Erkrankungen
- Ophthalmologische Erkrankungen
- Orthopädische Erkrankungen
- Sonstige Erkrankungen

An chirurgischen Krankheitsbildern werden nur die Erkrankungen aufgeführt, bei denen sich hinsichtlich geltender Vorschriften Einschränkungen ergeben. Bei unfallbedingten Verletzungen sind aufgrund der gegebenen Variabilität pauschale Angaben nicht sinnvoll bzw. möglich. Sie bedürfen der individuellen Beurteilung, da z.B. nach einer Fraktur die weitere Einsatzmöglichkeit von der konkreten Bewegungs- und Belastungsmöglichkeit sowie der ergonomischen Gestaltung des Arbeitsplatzes abhängig ist. Als Anhaltspunkte können jedoch die aufgeführten Einschränkungen bei folgenden Erkrankungen eine Hilfe sein:

- Brustkorbdeformierungen
- Erkrankungen des Bewegungsapparates
- Gliedmaßenveränderungen / -missbildungen / Fehlen von Gliedmaßen
- Knochen- / Gelenkfremdkörper
- Offene Wunden
- Schädeldeformierungen
- Wirbelsäulenerkrankungen

Auswahl der Einschränkungen

Ausdrücklich darauf hingewiesen wird, dass die Vielzahl der angegebenen Leistungseinschränkungen bei manchen Krankheitsbildern nur eine **Aufzählung** darstellt, um keine wichtige Einschränkung zu vergessen. Die Anzahl der angegebenen Einschränkungen ist also nicht entscheidend, sondern die bei der Erkrankung vorhandenen und für die jeweilige Tätigkeit bzw. den jeweiligen Arbeitsplatz maßgeblichen Leistungseinschränkungen, die aus der Aufzählung

gezielt ausgewählt werden müssen. Hierbei ist auch zu berücksichtigen, dass der Patient/Arbeitnehmer alles das unterlassen muss, was absehbar zu einer Verschlimmerung der bestehenden Erkrankung(en) und damit ggf. neuer Arbeitsunfähigkeit führen kann.

Die aufgeführten Einschränkungskriterien können daher nur ***Orientierungshilfen*** darstellen: Innerhalb der angegebenen Krankheitsbilder gibt es verständlicherweise erhebliche Symptomunterschiede (abhängig vom Stadium und Klinik), außerdem hängt eine Einsatzmöglichkeit oft auch von der Therapie ab. Hier sind die Nebenwirkungen der Medikamente zu berücksichtigen (vgl. Angaben in der "Roten Liste", insbesondere Kennzeichnung hinsichtlich der Einschränkung des Reaktionsvermögens!). Die Nebenwirkungen dieser Arzneimittel können zusätzliche Einschränkungen als Folge haben: z.B. "Nicht geeignet für Arbeiten/Tätigkeiten mit Unfallgefährdung (z.B. an laufenden, unfallgefährdenden Maschinen)", "Nicht geeignet für Arbeiten/Tätigkeiten mit Fahr-/Steuer- und Überwachungstätigkeiten" oder "Nicht geeignet für Arbeiten/Tätigkeiten mit Absturzgefahr".

Ein bloßes Nachschlagen und Aneinanderreihen der aufgeführten Einschränkungen ist daher falsch: Die ***individuelle ärztliche Beurteilung*** unter Berücksichtigung der Einzelsituation (Erkrankungsstadium/Symptomatik, Therapie/Medikamentennebenwirkungen, Tätigkeit/Arbeitsplatz) kann und will diese Aufstellung nicht ersetzen! Die Aufzählung will nur ***mögliche*** Leistungseinschränkungen (Anhaltspunkte) nennen, die bei der genannten Erkrankung eine Rolle spielen ***können***. Bei der Feststellung der zutreffenden Kriterien sollte auch der vorhandene ärztliche "Ermessensspielraum" genutzt werden. Entscheidend ist die Schwere des Verlaufs der Erkrankung und die daraus resultierenden Einschränkungen der Leistungsfähigkeit (siehe hierzu auch Musterbescheinigungen im Anhang!).

Die Beurteilung muss daher ***i m m e r*** von individuellen Gegebenheiten abhängig gemacht werden! Die aufgeführten Leistungseinschränkungen sollen nur ***Anhaltspunkte*** darstellen. ***Keine schematischen Einschränkungen!*** Aus diesem Grunde wurden auch bei einigen Einschränkungen in Klammern zusätzliche erläuternde Anmerkungen gemacht.

Unterschieden werden muss hierbei auch zwischen sog. „harten“ Einschränkungen (= absoluter Ausschluss) und „weichen“ Einschränkungen (Differenzierung nach Ausmaß):

Beispiele für „harte“ Einschränkungen:
So besteht bei schlecht eingestelltem insulinpflichtigen Diabetes oder nach zweimaligem Herzinfarkt ein absoluter Ausschluss für die Tauglichkeit zur Personenbeförderung („Nicht geeignet für Tätigkeiten mit Personenbeförderung“).

Beispiele für „weiche“ Einschränkungen:

- Bei anderen Tätigkeiten muss die Einsatzmöglichkeit eines Diabetikers - soweit nicht das Kriterium „Personenbeförderung“ eine Rolle spielt - bei der auch von der Therapie (Diät, Tabletten, konventionelle Insulin oder intensivierte Insulintherapie) und vom Blutzucker-/HBA_1-Spiegel abhängig gemacht werden. - Hier spielen auch die Möglichkeiten der Nahrungsaufnahme (Zwischen-/Pausenmahlzeiten) eine Rolle.

- Auch bei Wirbelsäulenbeschwerden sind die Einschränkungen abhängig von Stadium/Klinik sowie gegebenen Belastungen am Arbeitsplatz und der ergonomischen Gestaltung,

Insbesondere bei gewerblichen Arbeitsplätzen ist für das Vorliegen von Einschränkungen oft nicht der einzelne Arbeitsvorgang maßgebend, sondern die Summation der Einzelbelastungen (= Gesamtbelastung), durch die erneut belastungsabhängige Beschwerden hervorrufen können. Hierbei spielen insbesondere (trotz ergonomischer Arbeitsplatzgestaltung) die Häufigkeit der einzelnen Arbeitsvorgänge eine Rolle sowie Zeitdruck bei Akkordarbeit. Dies kann insbesondere als Folge von Operationen am Bewegungsapparat von Bedeutung sein.

Zu berücksichtigen ist auch der gesamte Arbeitsablauf: So kann der eigentliche Bearbeitungsgang (noch) zumutbar sein, der jedoch durch andere Bedingungen - z.B. häufiges Umrüsten/Einrichten (Werkzeugwechsel) mit entsprechenden Belastungen unter nicht-ergonomischen Bedingungen - in der Gesamtbeurteilung dann doch zu Einschränkung(en) führt. - Hier muss dann der betreuende Arbeitsmediziner eingeschaltet werden (siehe unten).

Unterschiedliche Ausgangssituation

Berücksichtigt werden muss auch, dass vom Patienten/Arbeitnehmer eine subjektive Beurteilung und damit Schilderung der Krankheitssituation erfolgt.

Darüber hinaus wird unter Umständen eine Beeinflussung der Arbeitsplatzsituation/Einschränkungen versucht durch:

- Aggravation („Das schaffe ich nicht.“)
- Herunterspielen („Das werde ich schon schaffen.“ - Oft aus finanziellen Überlegungen oder Überschätzung der eigenen Leistungsfähigkeit)
- „Rentenanspruchsdenken“ (= „Ich habe lange und schwer genug gearbeitet.“)
- Psychische Beeinflussung (z.B. bei Karzinomerkrankungen oder entstellenden Operationen)

Hier ist die richtige Einschätzung aufgrund von objektiven Befunden erforderlich. Hier muss ggf. eine zusätzliche fachärztliche Untersuchung und Einschätzung der Leistungsfähigkeit erfolgen (siehe unten).

Ergänzende Angaben

Ohne Kenntnis der konkreten Arbeitsplatzsituation kann es sinnvoll sein, ergänzende Angaben hinsichtlich der Häufigkeit als "Interpretationshilfe" anzugeben: z.B. nicht nur "Nicht geeignet für Arbeiten/Tätigkeiten mit Heben und/oder Tragen von schweren Lasten (ohne mechanische Hilfsmittel)", sondern statt dessen "Nicht geeignet für Arbeiten/Tätigkeiten mit häufigem Heben und/oder Tragen von schweren Lasten (ohne mechanische Hilfsmittel)". Ggf. kann dies auch noch weiter ergänzt werden mit „...oder in unergonomischer Haltung (z.B. mit vorgebeugtem Oberkörper oder körperfern und gleichzeitiger Gewichtsbelastung)“. Vergleiche hierzu auch entsprechende Aufzählung unter "Übersicht über Einschränkungskriterien".

So weit möglich, sollte die Leistungseinschränkung möglichst konkret auf den Tätigkeitseinsatz Bezug nehmen, z.B. bei Auslandstätigkeiten Differenzierung der Einsatzländer:

- Einsatz innerhalb Europas möglich oder
- Einsatz in außereuropäischen Ländern möglich, jedoch ohne besondere klimatische Belastung (= keine Tropenregionen)

In bestimmten Leistungseinschränkungen sind zwangsläufigerweise andere Einschränkungen enthalten: So ist bei fehlender Flugtauglichkeit ein Einsatz sowohl in außereuropäischen Ländern als auch mit besonderen klimatischen Belastungen (= Tropenregionen) nicht möglich. Solche Folgeeinschränkungen wurden daher nicht mehr gesondert aufgeführt.

Zusätzlich ist auch immer die zeitliche Dauer der Leistungseinschränkung(en) anzugeben:

- ***befristet*** (= vorübergehend → wie lange ?) oder
- ***auf Dauer*** **?**

Zum Beispiel Einschränkung von Heben/Tragen von Lasten befristet nach Hernienoperationen (üblicherweise 3 Monate) oder befristet bei Folgen von Krebstherapien (Zytostatika, Radiatio); auf Dauer z.B. bei bestehenden Wirbelsäulenerkrankungen.

Bei einer Erkrankung ist auch die sog. „Heilungsbewährung" zu berücksichtigen, d.h. dass bei noch laufenden Therapiemaßnahmen nach einer bestimmten Zeit eine Besserung erwartet werden kann oder zumindest abgewartet werden muss (z.B. nach Operation Gewebeverfestigung, Einwachsen eines Stents etc.).

Bei einer Erkrankung können daher sowohl befristete als auch dauernde Einschränkungen gleichzeitig existieren.

Beispiel:

Nach einem Herzinfarkt besteht üblicherweise für eine bestimmte Zeit (abhängig von Größe, Lokalisation, therapeutischen Maßnahmen und daraus resultierendem Restleistungsvermögen) ein Flugverbot, besonders für Langstreckenflüge.

Bei unkompliziertem Verlauf und Konsolidierung (Begutachtung und Festlegung durch Kardiologen) können wieder Flugreisen erfolgen.

Gleichzeitig bleiben nach einer Stentimplantation oder Bypassoperation jedoch bestimmte Einschränkungen auf Dauer bestehen (z.B. mit Überstreckung des Körpers).

Sollte keine vollschichtige Tätigkeit möglich sein, so ist dies ebenfalls anzugeben: z.B.

- ***untervollschichtig*** (= .... Stunden) oder
- ***befristet für .... Stunden für .... Wochen/ Monate***.

Bei Festlegung von arbeitsmedizinischen Einschränkungen ist ebenfalls zu berücksichtigen, dass Leistungseinschränkungen auch dann auszusprechen sind, wenn bei Fortführung der Tätigkeit medizinisch absehbar eine erneute Verschlimmerung/Verschlechterung der vorliegenden Erkrankung(en) droht (und damit erneute Krankheitsphasen mit Arbeitsunfähigkeit).

Unter präventivmedizinischen Gesichtspunkten muss dies auch gelten, wenn zum Beurteilungszeitpunkt Beschwerdefreiheit besteht. Eine erneute inadäquate berufliche Belastung gefährdet sonst den erzielten Heilerfolg!

Zusätzliche fachärztliche Beurteilung

Bei zahlreichen Erkrankungen - insbesondere mit ausgeprägter Symptomatik - ist es auch sinnvoll bzw. unter Umständen aus juristischen Gründen sogar notwendig, zusätzlich fachärztliche Befunde zur Absicherung heranzuziehen, falls diese noch nicht vorhanden sind: So sollten z.B. insbesondere Einschränkungen bei Herzerkrankungen durch eine kardiologische Zusatzbegutachtung oder bei ophthalmologischen Erkrankungen durch einen Augenarzt festgelegt werden. Auch bei neurologisch-psychiatrischen Erkrankungen ist es aus juristischen Gründen sinnvoll, entsprechende Einschränkungen von einer zusätzlichen fachärztlichen Untersuchung abhängig zu machen, da die Leistungseinschränkungen auch von der Therapie/Dosis (Medikamenten-Nebenwirkungen !) abhängig sind.

Rehabilitationsmaßnahmen

Nach Durchführung einer Rehabilitationsmaßnahme ist auch der ausführliche Entlassungsbericht mit in die Beurteilung einzubeziehen. In diesem stehen nicht nur die ausführlichen Untersuchungsergebnisse, sondern es erfolgt auch eine Stellungnahme zur sozialmedizinischen Leistungsbeurteilung (= „Restleistungsprofil") mit Angabe einer Positiv- oder Negativbeurteilung (siehe nächsten Abschnitt). Oft erfolgt auch die Kombination eines positiven und negativen Leistungsbildes.

Auch diese Beurteilung kann ebenfalls nur Anhaltspunkte geben, da auch sie ohne Kenntnis des konkreten Arbeitsplatzes erfolgt. So erfolgt die Arbeitsplatzbeschreibung durch den Patienten/Arbeitnehmer mit der Konsequenz, dass auf dieser Grundlage auch nur entscheiden werden kann, ob der bisherige Arbeitsplatz noch zumutbar ist oder nicht. Hierbei ist die zwangsläufigerweise subjektiv geprägte Schilderung durch den Patienten/Arbeitnehmer zu berücksichtigen (siehe oben !).

Nicht nur aus diesem Grund, sondern auch aus anderen Gründen kann die sozialmedizinische Stellungnahme falsch sein: So wird gelegentlich die Beurteilung auf den erlernten Beruf abgestellt, in dem der Patienten/Arbeitnehmer aber gar nicht mehr tätig ist. Auch werden gelegentlich die Belastungen am Arbeitsplatz falsch eingeschätzt (z.B. Alleinmonteur unter unergonomischen Bedingungen, ggf. mit Auslandseinsatz, zusätzlicher Hitzebelastung usw.).

Sollten Zweifel bestehen, ist die Einschaltung des betreuenden Arbeitsmediziners unerlässlich (siehe unten).

Negativ-/Positivaussage

In vielen Fällen wird es nicht anders möglich sein, als eine „Negativaussage" (= negatives Leistungsbild) zu formulieren:

Für welche Arbeiten/Tätigkeiten ist der Patient/Arbeitnehmer nicht mehr geeignet bzw. wo ist ein Einsatz nicht mehr möglich.

Es sollte jedoch - so weit dies möglich ist - im Umkehrschluß versucht werden, eine **„Positivaussage"** (= positives Leistungsbild) zu machen:

Welche Arbeiten/Tätigkeiten können vom Arbeitnehmer noch verrichtet werden? (Bei den Rentenversicherungsträgern wird dies bei leistungsgeminderten Patienten/Arbeitnehmern als „Restleistungsprofil" bezeichnet.)

Wie oben bereits angegeben, können auch negatives und positives Leistungsbild kombiniert werden. - Dies ist oft für die Suche nach einem geeigneten Arbeitsplatz hilfreich.

In beiden Fällen muss zusätzlich Art und Ausmaß der Einschränkungen differenziert angegeben werden.

Beispiel: Wirbelsäulenerkrankung

Negativaussage: "Nicht geeignet für Arbeiten/Tätigkeiten mit Heben/Tragen von schweren Lasten (ohne mechanische Hilfsmittel)".

Positivaussage: "Arbeiten/Tätigkeiten mit Heben/Tragen von mittelschweren Lasten noch möglich".

Art der Einschränkungen

Auf der Bescheinigung für den Arbeitgeber/Personalabteilung sind ***nur*** die Leistungseinschränkungen anzugeben (keine Diagnose → Schweigepflicht !), die für die Tätigkeit/den Arbeitsbereich Bedeutung haben: So ist die Angabe von Einschränkungen für spezielle Gefahrstoffe unsinnig, wenn hier überhaupt keine Exposition (Einwirkung) gegeben ist, wie dies z.B. bei einer Sekretärin der Fall ist. Oder bei einer Maschinenbaufirma ist das Kriterium "Nicht geeignet für Arbeiten/Tätigkeiten nach Gesundheitsschutzbergverordnung (= Arbeiten unter Tage)" oder "Nicht geeignet für Arbeiten/Tätigkeiten nach Strahlenschutzverordnung" unlogisch und abwegig.

Es dürfen auch ***nur*** Einschränkungen bescheinigt werden, die in einer Erkrankung des Arbeitnehmers ihre medizinische Begründung haben und über die entweder selbst erhobene Befunde oder aber objektive Fremdbefunde vorliegen. So weit Patient/Arbeitnehmer wegen einer Erkrankung bei einem Fachkollegen in Behandlung ist, sollte dies nicht vom Hausarzt, sondern vom behandelnden Fachkollegen bescheinigt werden.

Leistungseinschränkungen, für die keine objektiven Befunde vorliegen, dürfen nicht bescheinigt werden = keine Bescheinigungen nur bei Angabe von subjektiven Beschwerden ("Gefälligkeitsbescheinigungen").

Auch Einschränkungen, die von einer anderen Person hergeleitet werden, dürfen entweder nicht bescheinigt werden oder müssen ausdrücklich als solche gekennzeichnet werden (z.B. "Nicht geeignet für Arbeiten/Tätigkeiten mit Wechselschicht/Zweischichtbetrieb (= Früh-/ Spätschicht)" wegen problematischer Versorgung der Kinder oder Erkrankung anderer Familienmitglieder - "Nicht geeignet für Arbeiten/Tätigkeiten mit Reisen/Aufenthalten in außereuropäischen Ländern" wegen Schwangerschaft der Ehefrau etc.).

Eine falsche Bescheinigung kann für den ausstellenden Arzt juristisch erhebliche Konsequenzen haben. Sie ist aber auch arbeitsrechtlich für die Betroffenen problematisch: Es können sich hieraus für den Arbeitnehmer erhebliche Nachteile ergeben, wenn ein entsprechender Einsatz/Tätigkeit vertraglich vereinbart wurde. Oft wird das Gegenteil von dem bewirkt, was erreicht werden sollte, wenn die Unwahrheit herauskommt. Für alle Beteiligten ist es die bessere Lösung, wenn solche persönlichen Probleme zwischen Arbeitnehmer und Vorgesetztem oder Mitarbeitern/Kollegen offen angesprochen und geklärt werden. Da hier keine Einschränkungen für den Arbeitseinsatz in der Person des Arbeitnehmers vorliegen, kann hier der Arzt - bei allem Verständnis - nur unterstützend/vermittelnd tätig werden.

Umfang / Abgrenzung der Einschränkungen

Das Attest sollte üblicherweise auf durch die Erkrankungen verursachten arbeitsmedizinischen Leistungseinschränkungen beschränkt werden. Diese können sich auch auf intellektuelle Leistungen beziehen, z.B. bei Zustand nach Apoplex. Darüber hinaus kann es jedoch zusätzlich sowohl persönliche als auch fachliche Gründe geben, die bei einer Berufs- oder Tätigkeitsangabe neben den arbeitsmedizinischen Einschränkungen ebenfalls berücksichtigt werden sollten, da sie den Einsatz trotz einer arbeitsmedizinischen Eignung unmöglich machen:

So ist z.B. ist bei einem Analphabeten aus diesem Grund ein arbeitsmedizinisch durchaus möglicher Einsatz als Lagerarbeiter nicht durchführbar, da Anforderungszettel nicht gelesen werden können; oder bei einem Ausländer mit geringen deutschen Sprachkenntnissen ist aus diesem Grund ein Einsatz in der Telefonzentrale oder als Pförtner nicht durchführbar.

Bei fehlender fachlicher Qualifikation (z.B. angelernter Arbeiter ohne Fachabschluß) kann ein Einsatz an einer Bearbeitungsmaschine mit Eigenprogrammierung aus diesen Gründen nicht erfolgen.

Diese zusätzlichen Aspekte müssen jedoch abschließend getrennt von den arbeitsmedizinischen Einschränkungen erwähnt werden (siehe Musterbescheinigungen im Anhang)!

Mehrere Krankheitsbilder

Falls bei einem Patienten/Arbeitnehmer mehrere Krankheitsbilder vorliegen, müssen die Leistungseinschränkungen der einzelnen Erkrankungen alle berücksichtigt und entsprechend zusammengefasst werden! Zu extensive Aufzählungen oder überzogene Einschränkungen können sich allerdings auch nachteilig auf die Einsatzmöglichkeiten der Betroffenen auswirken. Hiervor muss ausdrücklich gewarnt werden, da dann eine Umbesetzung auf einen anderen (sonst durchaus möglichen) Arbeitsplatz unter Umständen nicht erfolgt.

Auch bei der Angabe einer konkreten Tätigkeit (z.B. Einsatz mit leichter körperlicher Belastung möglich als Pförtner, Bote, Telefonist, in der Vormontage, Registratur, Archiv usw.) sollten Sie daran denken, dass dies eine Einschränkung beinhaltet, so dass unter Umständen andere in Frage kommende Arbeitsplätze dann nicht berücksichtigt werden.

Ist dann kein anderer geeigneter (sog. "leidensgerechter") Arbeitsplatz entsprechend den aufgeführten Einschränkungen vorhanden, droht damit die Kündigung durch die Personalabteilung.

Probleme gibt es auch dann, wenn ein geeigneter Arbeitsplatz nicht vorhanden ist oder ein geeigneter Arbeitsplatz durch andere gesundheitlich eingeschränkte Arbeitnehmer (z.B. Schwerbehinderte) besetzt ist und damit aufgrund der juristisch geforderten "sozialen Auswahl" keine Umsetzungsmöglichkeit besteht.

Arbeitsrechtlich kann nach höchstrichterlicher Rechtsprechung eine Kündigung wegen häufiger Fehlzeiten infolge krankheitsbedingter Arbeitsunfähigkeiten wegen "Störung des Betriebsablaufes" erfolgen oder wenn die Höhe der Lohnfortzahlung bestimmte Grenzen überschritten hat Insbesondere dann, wenn eine schlechte Prognose bei einer chronischen Erkrankung vorliegt d.h. auch zukünftig mit erhöhten Fehlzeiten zu rechnen ist. Abhängig vom Einzelfall ist dies jedoch kein arbeitsmedizinisches, sondern ein juristisches/arbeitsrechtliches Problem.

Einschaltung eines Arbeitsmediziners

Falls Sie nicht der betreuende Arbeitsmediziner sind, sollte bei arbeitsmedizinischen Einschränkungen der Arbeitsmediziner eingeschaltet werden und hier zusätzlich die Diagnose(n) angegeben werden (am besten dem Patienten zur Weitergabe mitgeben; ansonsten Beachtung der Entbindung von der Schweigepflicht → unterschreiben lassen !).

Aus den genannten Einschränkungen in Verbindung mit der Diagnose ergibt sich für den zuständigen Arbeitsmediziner eine Grundlage für die Beurteilung, welcher Arbeitsplatz im Betrieb noch zumutbar ist. Nur der zuständige Arbeitsmediziner garantiert in Kenntnis der konkreten Arbeitsplatzsituation eine arbeitsmedizinisch qualifizierte Umsetzung Ihrer Beurteilung im Interesse des Betroffenen. Daher ist bei unklarer oder wechselnder Arbeitsplatzsituation der Zusatz sinnvoll: Konkrete Festlegung oder Arbeitsplatzbegehung durch Arbeitsmediziner erforderlich.

Für spezielle Untersuchungen aufgrund von Sondervorschriften (z.B. Berufsgenossenschaft, Gefahrstoffverordnung etc. - siehe oben) wird auf die geltenden Vorschriften verwiesen. Hier muss eine Untersuchung/Beurteilung durch einen sog. "ermächtigten" Arzt erfolgen, d.h. eine Vorstellung beim betreuenden Arbeitsmediziner ist hier obligatorisch. Gegebenenfalls sollte diese Notwendigkeit in einer Bescheinigung vermerkt werden.

Oft ist auch einem erfahrenen Arbeitsmediziner mit genauer Betriebskenntnis eine Klärung nur durch eine Arbeitsplatzbegehung möglich, da immer folgende **generelle Faktoren** bezogen auf den **konkreten** Arbeitsplatz zu berücksichtigen sind, die aufgrund der vielfachen Kombinationsmöglichkeiten sehr unterschiedlich sein können:

- Körperhaltung
- Körperfortbewegung
- Körperteilbewegung
- Information
- Körperliche physische Merkmale
- Umgebungseinfluß
- Arbeitssicherheit
- Arbeitsaktion
- Psychische Merkmale

Es ist verständlich, dass allein schon die unterschiedlichen Kriterien Alter, Geschlecht, Größe, Statur und Gewicht (neben zahlreichen anderen) eine unterschiedliche Bewertung zur Folge haben.

Hinzu kommt - wie oben bereits erwähnt - die Summation der Einzelbelastungen (= Gesamtbelastung), die ebenfalls nur anhand der konkreten Arbeitsplatzbelastung/-beanspruchung beurteilt und berücksichtigt werden kann.

Mehrstellenarbeitsplätze

Berücksichtigt werden muss hier auch, dass heute sehr oft verbundene Arbeitsplätze (Mehrstellenarbeitsplätze) vorhanden sind, die äußerst unterschiedliche Anforderungen stellen. So müssen im gewerblichen Bereich unter Umständen im Zyklus 3 - 4 Maschinen bedient werden. Ein Einsatz ist dann verständlicherweise nur möglich, wenn der/die Arbeitnehmer/in (Patient/in) in der Lage ist, an allen Maschinen zu arbeiten, da die Herausnahme einer Maschine aus dem

Arbeitszyklus nicht möglich ist. Auch wenn ein normaler Arbeitsablauf zumutbar ist, können zusätzliche Belastungen durch erforderliche Umrüstungen/Einrichtungen (Werkzeugwechsel z.T. in unergonomischer Haltung) gegeben sein.

Wirbelsäulen- / Gewichtsbelastungen

Wirbelsäulenbelastungen können aufgrund zahlreicher beeinflussender Faktoren sehr unterschiedlich sein durch

- Gewichtsbelastungen (leicht / mittel / schwer)
- ggf. zusätzliche Belastungen durch Vorbeuge-/Rotations- und Reklinationshaltungen
- ggf. zusätzliche Überkopfarbeiten
- ggf. zusätzliches (häufiges) Bücken
- ggf. zusätzliche Erschütterungen (z.B. bei erforderlicher Gabelstaplertätigkeit, abhängig vom Untergrund: eben oder uneben)

Eine differenzierte Beurteilung für den jeweiligen Arbeitsplatz kann aufgrund der konkreten Belastungen/Beanspruchungen meist nur vor Ort durch eine arbeitsmedizinische Begehung geklärt werden.

Eine generelle Aussage mit einer Zahlenangabe bei Gewichtsbelastungen (z.B. "Nicht geeignet für Arbeiten/Tätigkeiten mit Heben/Tragen von Gewichten über 5 kg") ist ohne Berücksichtigung der konkreten Arbeitsplatzsituation nicht sinnvoll. Die Beanspruchung hängt von zahlreichen Faktoren und Kriterien (siehe oben) sowie der konkreten Tätigkeit und Berücksichtigung der Häufigkeit (selten / oft) und der ergonomischen Gestaltung des Arbeitsplatzes ab, die sehr unterschiedlich sein kann:

So kann Heben/Tragen von 10 kg mit günstigen ergonomischen Bedingungen

- kurzer Hebelarm = geringe Gewichtsbelastung
- kein Anheben über Schulter-/Kopfhöhe
- keine Drehbewegung
- kein längeres Halten
- nur gelegentliche oder seltene Ausführung

weniger belastend sein als Heben/Tragen von 5 kg unter ungünstigen Arbeitsplatzbedingungen

- langer Hebelarm = große Gewichtsbelastung
- Anheben über Schulter-/Kopfhöhe
- mit Drehbewegung
- längeres Halten
- häufige Ausführung.

Zwar sind die aufgeführten Kriterien "leicht/mittelschwer/schwer" ungenau, doch eine Beschränkung auf ein Gewicht von z.B. 5 kg hätte die Konsequenz, dass ein Mitarbeiter noch nicht einmal im Kleinteilelager einsetzbar wäre: Selbst dort muss - wenn auch selten (z.B. 1 x im Monat) - ein Teil mit 10 kg gehoben werden; damit wäre auch unter günstigen ergonomischen Arbeitsplatzbedingungen das angegebene Limit von 5 kg überschritten!

Sollte dennoch eine konkrete Gewichtsangabe gefordert werden (wie dies manchmal von Juristen verlangt wird), so kann die folgenden Unterteilung eine Annäherungshilfe sein:

Stufe	Bezeichnung	kg	Stufendefinition
0	Sehr leicht	bis 5	Arbeiten ohne besondere Beanspruchung
I	Leicht	5 - 12	Arbeiten wie Handhaben leichter Werkstücke und Handwerkszeug, Bedienen leichtgehender Steuerhebel und Kontrolleinrichtungen oder ähnlicher mechanischer wirkender Einrichtungen; auch langdauerndes Stehen oder ständiges Umhergehen.
II	Mittelschwer	12 - 20	Arbeiten wie Handhaben schwergehender Steuereinrichtungen, unbelastetes Begehen von Treppen und Leitern, Heben und Tragen von mittelschweren Lasten in der Ebene oder Hantierungen, die den gleichen Kraftaufwand erfordern. Ferner: Leichte Arbeiten entsprechend Stufe I mit zusätzlicher Ermüdung durch Haltearbeiter mäßigen Grades, wie Arbeiten am Schleifstein, mit Bohrwinden und Handbohrmaschinen
III	Schwer	20 - 25	Arbeiten wie Tragen von schweren Lasten in der Ebene oder Steigen unter mittleren Lasten und Handhaben von Werkzeugen größeren Gewichtes, auch von Kraftwerkzeugen mit starker Rückstoßwirkung, Schaufeln, Graben, Hacken. Ferner: Mittelschweres Arbeiten entsprechend Stufe II in angespannter Körperhaltung, z.B. in gebückter, knieender oder liegender Stellung. Höchstmögliche Dauer der Körperbeanspruchung in diesem Schweregrad bei sonst günstigen Arbeitsbedingungen (Umwelteinflüssen).
IV	Schwerst	> 25	Arbeiten wie Heben/Tragen von Lasten > 25 kg oder Steigen unter schwerer Last, vorwiegend Gebrauch schwerster Hämmer schwerstes Ziehen und Schieben. Ferner: Schwere Arbeiten entsprechend Stufe III in angespannter Körperhaltung, z.B. in gebückter, knieender oder liegender Stellung. Höchstmögliche Dauer der Körperbeanspruchung in diesem Schweregrad bei sonst günstigen Arbeitsbedingungen (Umwelteinflüsse).

Diese Pauschalaussage sollte dann aber unbedingt mit entsprechenden erläuternden Zusätzen versehen werden, um sie zu relativieren, z.B.

- Nur unter ergonomisch günstigen Bedingungen
- Nicht körperfern
- Nicht mit vorgebeugtem Oberkörper

Außerdem unbedingt Angabe hinsichtlich der zeitlichen Häufigkeit:

⇒ Selten

⇒ Gelegentlich

⇒ Häufig

⇒ Überwiegend

⇒ Ständig [regelmäßig]

Körperliche Leistungsfähigkeit

Eine Objektivierung der Leistungsfähigkeit erfolgt am einfachsten durch eine Ergometerbelastung (= körperliche Leistungsfähigkeit der höchsten Belastungsstufe ohne Ischämiezeichen oder Dyspnoe). Hinsichtlich der Dauerbelastung bei einer beruflichen Tätigkeit gilt, dass diese 2/3 der maximalen Leistungsfähigkeit nicht überschreiten sollte. Folgende Richtwerte gelten hierbei:

- Leichte körperliche Arbeit:	50 - 75 Watt
- Mittelschwere körperliche Arbeit:	75 - 125 Watt
- Schwere körperliche Arbeit:	über 125 Watt

Prognose

Problematisch ist verständlicherweise die Beurteilung der gelegentlich zusätzlich vom Arbeitgeber angefragten Prognose der Erkrankung(en), ob zukünftig weniger Fehlzeiten zu erwarten sind. Hier sollte nur eine sehr vorsichtige Prognose abgegeben werden, zumal oft der Zeitraum der sog. "Heilungsbewährung" abgewartet werden muss.

Hilfsweise kann eine Aussage zu folgenden Kriterien erfolgen, wobei sich das voraussichtliche „Ende der Krankheit(en)“ nicht auf eine eventuell noch andauernde Arbeitsunfähigkeit bezieht, sondern ob eine Ausheilung absehbar ist oder ob es sich um eine chronische Erkrankung handelt (siehe zusätzliche Hinweise zur Arbeits-/Berufsunfähigkeit).

- Das Ende der Erkrankung(en) ist

  - nicht absehbar
  - voraussichtlich innerhalb von ....Tagen / Wochen / Monaten absehbar

- Falls „nicht absehbar“ kann/können die Erkrankung(en) auftreten

  - in Wiederholung
  - nicht in Wiederholung

  - Regelmäßigkeit
  - nicht in Regelmäßigkeit

  - in Häufigkeit
  - nicht in Häufigkeit

  - in wechselnder Intensität
  - nicht in wechselnder Intensität

Schweigepflicht

Unbedingt zu beachten ist, dass hinsichtlich der Mitteilungspflicht von

- Untersuchungsergebnissen
- Diagnosen und
- arbeitsmedizinischen Einschränkungen

je nach Untersuchungsanlaß und Rechtsgrundlage eine unterschiedliche Schweigepflicht gegeben ist!

Gegenüber dem Patienten (Arbeitnehmer) besteht eine generelle Beratungs-/Aufklärungspflicht hinsichtlich der medizinischen Gefährdung bei Aufnahme oder Fortsetzung von bestimmten Tätigkeiten aufgrund verschiedener Rechtsvorschriften (z.B. GefStoffV = Gefahrstoffverordnung).

Gegenüber dem Arbeitgeber gilt - bis auf die nachstehend aufgeführten Ausnahmen - grundsätzlich die Schweigepflicht. In diesen Fällen darf dem Arbeitgeber daher von allen medizinischen Daten und den sich hieraus ergebenden Leistungseinschränkungen nur Mitteilung gemacht werden, wenn der Arbeitnehmer hiermit einverstanden ist.

Daher unterliegen die Ergebnisse von freiwilligen Untersuchungen (z.B. wenn der Arbeitnehmer wegen Wirbelsäulenbeschwerden einen Arzt aufsucht) generell der Schweigepflicht. Aus diesem Grunde empfiehlt es sich, entsprechende Atteste dem Patienten (Arbeitnehmer) für den Arbeitgeber mitzugeben. Bei Weitergabe der Bescheinigung an den Vorgesetzen oder Personalabteilung durch den Patienten (Arbeitnehmer) ergeben sich dann keine Probleme hinsichtlich der Einhaltung der Schweigepflicht für den ausstellenden Arzt (= juristisch sog. konkludentes Einverständnis des Arbeitnehmers).

In diesen Fällen sollte auch die zuständige Arbeitnehmervertretung eine Kopie erhalten (Betriebsrat, Mitarbeitervertretung, Personalrat).

Bei Durchführung von bestimmten Untersuchungen, z.B. nach Gefahrstoffverordnung (§ 31, Abs. 2) oder aufgrund der Unfallverhütungsvorschrift der Berufsgenossenschaft "Arbeitsmedizinische Fürsorge" (§ 9, Abs. 2 Nr. 1 VBG 100) ist die Schweigepflicht teilweise aufgehoben. Hiernach ist der untersuchende Arzt verpflichtet, dem Arbeitgeber entweder vor Aufnahme einer entsprechenden Tätigkeit oder bei Fortsetzung dieser Tätigkeit in regelmäßigen Abständen eine Bescheinigung über das Ergebnis auszustellen. Diese Mitteilungspflicht beschränkt sich jedoch **nur** auf die Beurteilung (also keine Diagnose !): Einschränkungen "unter bestimmten Voraussetzungen", "zeitlich befristet" oder "dauernd".

Weiterhin ist zu beachten, dass

a) bei einem Teil der aufgeführten Einschränkungen aufgrund von staatlichen Rechtsvorschriften kein Raum für eine Ermessensentscheidung bleibt und daraus Beschäftigungsverbote resultieren (z.B. bei Gravidität "Nicht geeignet für Tätigkeiten nach Röntgen-/Strahlenschutzverordnung" oder "Nicht geeignet für Einsatz auf Schiffen").
   Bei Feststellung einer meldepflichtigen Erkrankung nach dem Infektionsschutzgesetz (IfSG; früher Bundesseuchengesetz) kann aus der Meldung an das Gesundheitsamt ein Beschäftigungsverbot resultieren, was von der zuständigen Behörde nach § 42 IfSG erlassen wird.

b) bei anderen aufgeführten Einschränkungen auch die Gefährdung anderer Mitarbeiter berücksichtigt werden muss (z.B. "Nicht geeignet für Fahr-/Steuertätigkeiten" bei Epilepsie). Der Gefährdung Dritter misst der Gesetzgeber sogar rechtlich einen höheren Stellenwert zu als bei Eigengefährdung durch gesundheitliche Risiken.

c) bei den übrigen Einschränkungen - für die keine konkreten Rechtsvorschriften existieren - die arbeitsmedizinischen Einschränkungen nur den Charakter einer Empfehlung haben. Eine Verpflichtung, sie zu berücksichtigen, besteht nur aufgrund der Fürsorgepflicht des Arbeitgebers. Er wird sich üblicherweise nach den ärztlichen Empfehlungen im Sinne einer Prävention richten, um gesundheitliche Schäden oder die Verschlimmerung einer bereits bestehenden Erkrankung zu vermeiden bzw. auch erhöhte Ausfallzeiten (Arbeitsunfähigkeiten) des Arbeitnehmers zu vermeiden.

Erfolgt in einer Bescheinigung die Angabe von Diagnose(n), sollte man sich daher am besten immer eine Entbindung von der Schweigepflicht unterschreiben lassen (auch bei Anforderung von Gerichte, Behörden, Versicherungen) oder aber - wie vorher bereits angegeben - die Bescheinigung dem Patienten/Arbeitnehmer zur Weiterleitung an die betreffende Stelle/Institution mitgeben.

Reintegration (= stufenweise Wiedereingliederung nach dem „Hamburger Modell")

Ausdrücklich hingewiesen wird auf die Möglichkeit der stufenweisen Wiedereingliederung (sog. "Hamburger Modell") mit steigendem stundenweisen Einsatz nach schwerer Erkrankung oder längerer Arbeitsunfähigkeit oder aber Belastungserprobung nach Arbeitsunfall (in Abstimmung mit dem Rehabilitationsberater der Berufsgenossenschaften). Damit bietet sich eine ideale Möglichkeit, über ein Stufenprogramm das alte Leistungsvermögen wieder zu erreichen.

Entweder kann diese stufenweise Reintegration für den bisherigen Arbeitsplatz geschehen - wenn keine Einschränkungen vorhanden sind - oder aber an einen anderen geeigneten Arbeitsplatz, wenn zeitlich begrenzte oder dauernde Leistungseinschränkungen für den vorherigen Arbeitsplatz existieren (siehe oben).

Zu Beginn kann es vorkommen, dass noch Leistungsprobleme bestehen. Hier ist es wichtig, dass eine positive Hilfestellung gegeben wird ("positiver Einstieg"). Bevor auf die nächste Leistungsstufe (höhere Stundenzahl) gesteigert wird, muss erst innerhalb der bisherigen Stundenzahl die volle Leistungsfähigkeit erreicht sein.

Um einen sonst falschen Leistungsdruck zu vermeiden, endet aus diesem Grunde die Arbeitsunfähigkeit auch erst am Ende der stufenweisen Rehabilitation; während der gesamten Zeit erhält der Arbeitnehmer nach einem Urteil des Bundessozialgerichtes weiter Krankengeld von seiner Krankenkasse.

Bei bestimmten Erkrankungen (z.B. Psychosen, Depressionen) kann ein - auch nur stundenweiser - Einsatz eine zusätzliche „therapeutische Maßnahme" sein. Hier ist eine Abstimmung mit dem behandelnden Facharzt erforderlich!

Die zusätzliche Einschaltung des betreuenden Arbeitsmediziners zur Abstimmung ist sinnvoll, da dieser den Arbeitsplatz kennt und den konkreten Einsatz entsprechend den Vorgaben umsetzen und begleiten kann. In Abhängigkeit von der konkreten Arbeitsplatzsituation kann mit dem behandelnden Arzt Umfang und Zeitdauer der Maßnahme festgelegt und bei auftretenden Problemen vor Ort am Arbeitsplatz über geeignete Maßnahmen und Konsequenzen entschieden werden.

Der Arbeitsmediziner wird auch mit dem Betrieb/Firma abstimmen, wann es sinnvoll ist, eventuell noch vorhandenen alten Urlaub zu nehmen. Ein direkter Urlaubsantritt nach Beendigung der stufenweise Wiedereingliederung (= Erreichen der vollen Arbeitsfähigkeit) ist zu diesem Zeitpunkt arbeitsmedizinisch nicht sinnvoll.

Berufskrankheit

Nicht jede berufsbedingte Erkrankung ist meldepflichtig. Denken Sie jedoch daran, dass jeder Arzt - unabhängig vom Fachgebiet - bei dem begründeten Verdacht auf das Vorliegen einer Berufskrankheit (= üblicherweise länger dauernde Einwirkung) entspr. Anlage 1 der BeKV (Berufskrankheitenverordnung) verpflichtet ist, nach § 5, Abs. 1 BeKV bzw. § 202 SGB VII eine "Ärztliche Anzeige auf das Vorliegen einer Berufskrankheit" bei der für den medizinischen Arbeitsschutz zuständigen Stelle unverzüglich zu erstatten (z.B. zuständigen Träger der Unfallversicherung wie Berufsgenossenschaft, GUV, Knappschaft oder StAfA = Staatliches Amt für Arbeitsschutz).

Die Zustimmung des Patienten/Arbeitnehmers ist hierzu nicht erforderlich (vgl. hierzu § 202 SGB VII), die Anzeige muss aufgrund des Präventionsinteresses bzw. Morbiditäts-/Mortalitätsrisiken Dritter erstattet werden. Der Patient/Arbeitnehmer ist jedoch hierüber zu informieren. Falls der Arbeitnehmer wegen der Anzeige berufliche Nachteile befürchtet, empfiehlt es sich, hierüber den Unfallversicherungsträger zu informieren und mitzuteilen, dass der Versicherte kein Feststellungsverfahren einer Berufskrankheitenverfahren wünscht. Der Unfallversicherungsträger wird den Versicherten dann über die Rechtsfolgen (möglicher Verlust von Leistungen) aufklären. Bleibt der Versicherte bei seinem Entschluss, unterbleibt ein Feststellungsverfahren.

Haben Sie eine Anzeige erstattet und erklärt der Patienten/Arbeitnehmer sein Einverständnis, so sollten Sie dies auf einer Bescheinigung ebenfalls vermerken. In Abhängigkeit vom Empfänger entsprechende Differenzierung: Bei Vorlage der Bescheinigung an den Arbeitgeber/Personalabteilung nur die Anzeigenerstattung vermerken, keine Nennung einer Diagnose! Bei Vorlage der Bescheinigung an den Arbeitsmediziner Nennung der Diagnose(n).

Unabhängig davon, dass sich die zuständigen Stellen mit dem betreuenden Arbeitsmediziner in Verbindung setzen werden - sollte dieser hierüber informiert werden (Kopie der Berufskrankheitenanzeige dem Patienten für den Arbeitsmediziner mitgeben)! Dieser wird sich dann um eine ggf. erforderliche Umbesetzung kümmern, die bei sonst drohender Verschlimmerung der Berufskrankheit am bisherigen Arbeitsplatz unbedingt erforderlich ist.

Bestehen bei ungenügender Kenntnis der Arbeitsplatzbedingungen Zweifel hinsichtlich der Notwendigkeit einer Anzeige über eine Berufskrankheit, sollten Sie ebenfalls den betreuenden Arbeitsmediziner (über den Patienten/Arbeitnehmer) informieren. Dieser wird dann aufgrund seiner genauen Kenntnis der Arbeitsplatzdaten eine Entscheidung fällen.

Denken Sie bitte daran abzuklären, ob neben einer beruflichen Exposition auch eine private Belastung gegeben war, die Ursache von entsprechenden Beschwerden sein kann (z.B. massiver Nikotinkonsum bei Lungenerkrankungen etc. oder Alkoholabhängigkeit bei Lebererkrankungen).

Zusätzliche Hinweise zur Arbeitsunfähigkeit

Bei der Beurteilung, ob ein Patienten/Arbeitnehmer arbeitsunfähig ist oder nicht, muss zunächst unterschieden werden, ob dieser nicht arbeitsfähig ist

- **absehbar** für den bisherigen Arbeitsplatz aufgrund einer akuten Erkrankung (z.B. fieberhafter Infekt). **Keine dauerhaften** Einschränkungen: Er kann nach Gesundung wieder auf dem altem Arbeitsplatz eingesetzt werden.
- für den bisherigen Arbeitsplatz aufgrund einer akuten Erkrankung mit **vorübergehenden** Einschränkungen (z.B. nach Leistenbruchoperation für eine bestimmte Zeit **befristete** Einschränkungen, wie keine schweres Heben/Tragen von Lasten ohne mechanische Hilfsmittel). Patient/Arbeitnehmer ist, falls kein leidensgerechter Arbeitsplatz zur Verfügung steht, bis zur Aufhebung der zeitlich befristeten Einschränkungen arbeitsunfähig. Falls ein Arbeitsplatz zur Verfügung steht, bei dem die Leistungseinschränkungen berücksichtigt werden können, ist er - nach Abklingen der akuten Symptomatik - für diesen Arbeitsplatz arbeitsfähig.
- für den bisherigen Arbeitsplatz aufgrund einer chronischen Erkrankung mit **dauerhaften** arbeitsmedizinischen Einschränkungen. Hier besteht eine nicht absehbare Arbeitsunfähigkeit für den bisherigen Arbeitsplatz. Eine erneute Arbeitsfähigkeit ist erst wieder gegeben, wenn ein „leidensgerechter" Arbeitsplatz mit Berücksichtigung der bestehenden arbeitsmedizinischen Leistungseinschränkungen zur Verfügung steht.

Hingewiesen werden muss noch auf die unterschiedlichen Bedingungen zwischen einer Krankenversicherung bei einer gesetzlicher Krankenkasse oder bei privaten Krankenversicherung:

Die obigen Ausführungen gelten für Versicherte bei gesetzlichen Krankenkassen. Bei privaten Krankenversicherungen besteht Arbeitsunfähigkeit nur dann, wenn eine 100 %-ige Arbeitsunfähigkeit vorliegt (also auch ein stundenweiser Einsatz nicht möglich ist) und bei Selbstständigen auch keine leitende oder aufsichtsführende Tätigkeit ausgeübt werden kann.

Ob bei **nicht absehbarer Arbeitsunfähigkeit** Berufsunfähigkeit (oder gar Erwerbsunfähigkeit) besteht, siehe nächsten Abschnitt.

Zusätzliche Hinweise zur Berufsunfähigkeit

Bei der Beurteilung, ob bei einem Patienten/Arbeitnehmer Berufsunfähigkeit vorliegt oder nicht, müssen die äußerst unterschiedlichen Versicherungsbedingungen der gesetzlichen Rentenversicherungsträger bzw. privaten Berufsunfähigkeitsversicherungen (nach den AVB = Allgemeinen Vertragsbedingungen) unbedingt berücksichtigt werden.

Bei den gesetzlichen Rentenversicherungsträgern besteht keine Berufsunfähigkeit, wenn der Versicherte noch vergleichbare Tätigkeiten zum Broterwerb in seinem bisherigen Beruf ausüben kann.

So ist z.B. ein Fließenleger auch dann nicht berufsunfähig, wenn er aufgrund von Einschränkungen zwar nicht mehr als Fließenleger arbeiten kann (z.B. aufgrund einer Kniegelenksarthrose oder Wirbelsäulenoperation), aber mit seinen speziellen Kenntnissen noch mehr als halbschichtig in einer Fließenabteilung eines Baumarktes arbeiten kann.

Oder ein Chirurg mit Daumenverlust ist deshalb nicht berufsunfähig, weil er z.B. noch als medizinischer Gutachter oder als Medizinjournalist tätig sein kann.

Bei einer privaten Berufsunfähigkeitsversicherung haben die Bestimmungen des Sozialgesetzbuches (SGB) keine Gültigkeit. Nach den Allgemeinen Vertragsbedingungen (AVB) wird auf den konkret vorher ausgeübten Beruf abgestellt. Berufsunfähigkeit liegt bei dem Versicherungsnehmer vor, wenn er nach medizinischem Befund im bisher ausgeübten Beruf auf **nicht** absehbare Zeit zu mehr als 50 % erwerbsunfähig ist (eine entsprechende „Heilungsbewährung" für eine bestimmte Zeit ist gegebenenfalls abzuwarten).

So ist ein Fließenleger berufsunfähig, wenn er für diese konkrete Tätigkeit eine Versicherung abgeschlossen hat, unabhängig davon, dass er noch andere vollschichtige Tätigkeiten ausüben kann.

Ein Chirurg ist bei Daumenverlust berufsunfähig, unabhängig davon, dass er noch eine andere medizinische Tätigkeiten (z.B. medizinischer Gutachter oder Medizinjournalist) ausüben kann.

Hinweis:

Im Anhang finden Sie ab Seite 113:

- Eine **Kurzanleitung** für die Erstellung von Bescheinigungen
- Mehrere **Musterbescheinigungen** mit Erläuterungen

Übersicht über Einschränkungskriterien

Die nachstehende Aufstellung gibt eine Übersicht über 200 arbeitsmedizinische Leistungseinschränkungskriterien („Nicht geeignet für…"), die für den weiteren Arbeits-/Tätigkeitseinsatz bei Erkrankungen im Sinne von „Gefährdungen der Gesundheit sind zu erwarten bei…" bzw. „gesundheitliche Bedenken bei…" eine Bedeutung haben.

Bitte beachten Sie hierzu ***unbedingt*** die "Erläuterungen und Hinweise zur Benutzung" auf den vorherigen Seiten !

In den eckigen Klammern [ ] sind zusätzliche Erläuterungen oder Differenzierungen angegeben, um die angegebenen pauschalen Einschränkungen individuell auf den Einzelfall besser eingrenzen zu können.

In runden Klammern wurden bei den betreffenden Einschränkungen die Nummern der berufsgenossenschaftlichen Grundsätze für arbeitsmedizinische Vorsorgeuntersuchungen angegeben, aus denen entsprechende Einschränkungen resultieren können.

Grundsätzlich für die Leistungseinschränkungen auch angeben, ob hinsichtlich der Häufigkeit die Kriterien

⇒ Selten

⇒ Gelegentlich

⇒ Häufig

⇒ Überwiegend

⇒ Ständig [regelmäßig]

zutreffen bzw. auch die zeitliche Geltungsdauer der Einschränkungen angeben:

⇒ Befristet ? [= nur vorübergehend → wie lange ?] oder

⇒ Auf Dauer?

da sich hieraus ebenfalls Konsequenzen hinsichtlich des weiteren Arbeitseinsatzes ergeben!
Sollte keine vollschichtige Tätigkeit möglich sein, so ist dies ebenfalls anzugeben:

⇒ Untervollschichtig [= ..... Stunden]

⇒ Befristet ..... Stunden für ..... Wochen/Monate

Hinweis:

Die nachfolgende Einteilung versucht, bei der Vielzahl der vorhandenen Einschränkungen eine Zuordnung in Untergruppen zu geben, um eine bessere Übersicht und auch schnelleres Auffinden zu ermöglichen.

Bei einer Anzahl von Leistungseinschränkungen ergeben sich verständlicherweise Überschneidungen. Diese Einschränkungen wurden dann in der Gruppe aufgeführt, wo sie aus arbeitsmedizinischer Sicht am zutreffendsten einzuordnen sind, z.B.

- Nicht geeignet für Arbeiten/Tätigkeiten mit Reisen/Aufenthalten mit besonderen klimatischen/gesundheitlichen Belastungen (= Tropenregionen) (G 35)
  wurde unter "Einschränkungen Umgebungsbedingungen" einsortiert. Eine Einsortierung unter "Einschränkungen Lunge, Herz-/Kreislaufsystem" wäre ebenso möglich gewesen.

- Nicht geeignet für Arbeiten/Tätigkeiten mit Fahr-, Steuer- und Überwachungsmöglichkeiten (G 25)
  wurde nicht unter "Einschränkungen Sinnesorgane", sondern unter "Sonstige Einschränkungen" einsortiert, da es zahlreiche andere Erkrankungen gibt, die eine Einschränkung ebenfalls beinhalten können (z.B. Epilepsie).

1. Einschränkungskriterien Bewegungssystem / körperliche Belastungen

Nicht geeignet für Arbeiten/Tätigkeiten

- mit Heben und/oder Tragen von
  - leichten Lasten (ohne mechanische Hilfsmittel oder in unergonomischer Haltung)
  - mittelschweren Lasten (ohne mechanische Hilfsmittel oder in unergonomischer Haltung)
  - schweren Lasten (ohne mechanische Hilfsmittel oder in unergonomischer Haltung)
  [Häufigkeit nach obiger Angabe differenzieren bzw. ggf. auch Angabe, ob keine besondere Belastung der HWS oder LWS !]

- mit Halten/Greifen von
  - leichten Lasten
  - mittelschweren Lasten
  - schweren Lasten
  [Häufigkeit nach obiger Angabe differenzieren !]

- mit
  - leichter körperlicher Belastung (insbes. in unergonomischer Haltung)
  - mittelschwerer körperlicher Belastung (insbes. in unergonomischer Haltung)
  - schwerer körperlicher Belastung (insbes. in unergonomischer Haltung)
  [Häufigkeit nach obiger Angabe differenzieren !]

- mit besonderen [ständigen] Belastungen
  - der rechten Schulter
  - der linken Schulter
  - beider Schultern
  [Häufigkeit nach obiger Angabe differenzieren !]

- des rechten Armes
- des linken Armes
- beider Arme

[Häufigkeit nach obiger Angabe differenzieren !]

- des rechten Handgelenkes
- des linken Handgelenkes
- beider Handgelenke

[Häufigkeit nach obiger Angabe differenzieren !]

- der rechten Hüfte
- der linken Hüfte
- beider Hüften

[Häufigkeit nach obiger Angabe differenzieren !]

- des rechten Beines
- des linken Beines
- beider Beine

[Häufigkeit nach obiger Angabe differenzieren !]

- des rechten Knies
- des linken Knies
- beider Kniegelenke

[Häufigkeit nach obiger Angabe differenzieren !]

• die volle Funktionsfähigkeit
  - des linken Armes erfordern
  - des rechten Armes erfordern
  - beider Arme erfordern
  - der linken Hand erfordern
  - der rechten Hand erfordern
  - beider Hände erfordern
  - des linken Beines erfordern
  - des rechten Beines erfordern
  - beider Beine erfordern
• die das Zusammenwirken
  - beider Hände erfordern
  - beider Füße erfordern
  - von Händen und Füßen erfordern
• mit ständigem Kraftfluß über die Arme
• mit häufigem Bücken
• in Zwangshaltung

- mit einseitig belastender Körperhaltung
- unter ungünstigen ergonomischen Bedingungen (mit vorgebeugtem Oberkörper, körperfern und gleichzeitiger Gewichtsbelastung)
- die häufige Kniebeugen erfordern
- mit häufigem Knien (oder Hockstellung)
- mit wechselnder Körperhaltung
- die nicht in wechselnder Körperhaltung möglich sind
- mit Überkopfarbeiten
- mit Überstreckung des Körpers
- mit exzentrischen Wirbelsäulenbelastungen
- mit [häufigen] Rotationsbewegungen des Kopfes
- mit [häufigen] Rotationsbewegungen des Körpers
- mit überwiegendem [ausschließlichem, zeitweisem] Stehen
- die häufiges Gehen erfordern
- die längeres Gehen erfordern
- die häufiges Treppen- oder Leitersteigen erfordern
- die nicht im Wechsel zwischen Sitzen, Stehen und Gehen möglich sind
- ohne die Möglichkeit, regelmäßig kurzzeitig zu sitzen
- die nicht überwiegend sitzend möglich sind
- die dauerndes [überwiegendes, zeitweises] Sitzen erfordern
- die im Liegen ausgeführt werden müssen
- mit Vibrationen
  - des Körpers (Ganzkörpervibrationen)
  - der Wirbelsäule
  - der Gliedmaßen [differenzieren: rechter/linker Arm - rechtes/linkes Bein]
  - folgender Körperteile: .... [differenzierte Angabe erforderlich]
- mit besonderen Anforderungen an die körperliche Geschicklichkeit
- mit besonderer Anforderung an die körperliche Koordination
- die volle Greiffähigkeit (Greiffunktion mit Festhaltefunktion) erfordern
- die Greifraum von über 50 cm erfordern
- mit besonderen Anforderungen an die Fingerfertigkeit
- mit besonderen Anforderungen an das Tastgefühl
- mit besonderen [ständigen] Anforderungen an Dreh- oder Kurbelbewegungen
- mit erforderlicher körperlicher Dauerbelastung

2. Einschränkungskriterien Sinnesorgane

Nicht geeignet für Arbeiten/Tätigkeiten

- die volle Sehkraft ohne Brille erfordern
- die volle Sehkraft erfordern, wenn kein entsprechender Ausgleich geschaffen werden kann (Brille / Kontaktlinsen)
- mit besonderen Anforderungen an das
  - Nahsehvermögen (< 1 m)
  - Fernsehvermögen (> 1 m)
- an Bildschirmgeräten (G 37)
  [ggf. maximale zeitliche Einsatzmöglichkeit angeben]

  Gegebenenfalls können folgende Zusatzkriterien sinnvoll sein - Einsatz nur:
  - mit großem Bildschirm (z.B. 20“ Diagonale)
  - mit besonders hoch auflösender Grafikkarte
  - mit ausreichender Zeichengröße (in Abhängigkeit von der Bildschirmentfernung)
  - mit spezieller Bildschirmarbeitsplatzbrille (z.B. hoch eingeschliffener Nahsehbereich)
- die [volle] Farbtüchtigkeit erfordern (Farbdifferenzierung)
- die normales Gesichtsfeld erfordern
- die räumliches Sehen (= Stereosehen) erfordern
- die räumliche Orientierungsfähigkeit erfordern
- mit besonderer Anforderung an das Dämmerungssehen (bei Dunkelheit/Nacht)
- mit Lichtblendung
- mit künstlichem Dauerlicht
- mit häufigem Wechsel zwischen hell und dunkel (schnelle Hell-/Dunkeladaption)
- die Tragen einer Schutzbrille erfordern
- mit Gefahr von Augenverletzungen (= an augengefährdenden Maschinen)
- im Lärmbereich (über 85 dBA) (G 20 / H 1)
- die normales Hörvermögen erfordern
- mit besonderen Anforderungen an das Hörvermögen
- die Verstehen der Umgangssprache erfordern
- die intakten Geruchssinn erfordern
- die intakten Geschmackssinn erfordern

3. Einschränkungskriterien Umgebungsbedingungen

Nicht geeignet für Arbeiten/Tätigkeiten

- mit wechselnden Umgebungseinflüssen (innen/außen)
- die ungeschützt im Freien stattfinden [Regen/Nässe/Schnee, Kälte]
- mit erforderlicher Schutzkleidung [bes. bei entsprechender Gewichtsbelastung]
- mit Zugluft
- in feuchtem Klima
- in Überdruck (G 31)
- in ungeheizten Räumen
- mit häufigen Temperaturschwankungen/-wechsel
- an Hitzearbeitsplätzen (G 30)
- mit besonderer Kälteeinwirkung (G 21)
- mit Reisen/Aufenthalten mit besonderen klimatischen/gesundheitlichen Belastungen (= Tropenregionen) (G 35)

4. Einschränkungskriterien Lunge, Herz- / Kreislaufsystem

Nicht geeignet für Arbeiten/Tätigkeiten

- mit Atemschutzmasken/-geräten (G 26 / H 7)
  [angeben, ob Gruppe I / II / III]
- mit atemwegsreizenden Substanzen (G 23)
  [Luftschadstoffe = Gase, Dämpfe, Rauche, Stäube, Aerosole; entsprechend differenzieren]
- mit erhöhter inhalativer Allergengefahr
  [differenzieren: Substanz(en) angeben !]
- mit Schweißrauchen (G 39 / H 3)
- mit starker Geruchsbelästigung
- mit organischen Stäuben (H 6)
- in Kompostieranlagen (H 10)

5. Einschränkungskriterien Haut

Nicht geeignet für Arbeiten/Tätigkeiten

- mit allergieauslösenden Substanzen
  [differenzieren: Substanz(en) angeben! z.B. Chrom, Nickel]
- mit besonderer Anforderung an die Haut
- mit hautreizenden/hautbelastenden Stoffen (G 24)
  [ggf. differenzieren: z.B. mit Kühlmittelemulsionen, Öl, Gummimaterialien, Kunstharzen]
- mit Nassarbeiten [ständig, überwiegend - entsprechend differenzieren]
- mit Stoffen, die Hautkrebs hervorrufen können oder zur Krebsbildung neigende Hautveränderungen hervorrufen (G 4)
- mit Tragen von Handschuhen
  [differenzieren: Lederhandschuhe, Kunststoffhandschuhe, Latexhandschuhe, gepuderte Handschuhe; ggf. mit Zeitbegrenzung]
- mit vermehrter Sonnenbestrahlung

6. Einschränkungskriterien nervliche / seelische / geistige Belastungen

Nicht geeignet für Arbeiten/Tätigkeiten

- mit besonderer nervlicher Belastung (psychovegetativer Belastung)
- mit besonderer seelischer Belastung/Anspannung
- die in Alleinarbeit ausgeführt werden müssen
  [Angabe, ob ggf. mit entsprechenden Überwachungssystemen möglich]
- ohne sozialen Kontakt zu anderen Mitarbeitern
- mit besonderer Anforderung an die Konzentrationsfähigkeit (= Ausdauer)
- mit besonderen Anforderungen an das Reaktionsvermögen [unter Umständen abhängig von eventuellen Medikamentennebenwirkungen]
- mit besonderen Anforderungen an die Umstellungs- und Anpassungsfähigkeit
- mit Überwachung/Steuerung komplexerer Arbeitsvorgänge
- mit besonderer Anforderung an die Merkfähigkeit
- mit normalen geistigen Anforderungen
- ohne [ständige] Beaufsichtigung (= Alleinarbeit)
- die intellektuelle Leistungen erfordern
  [differenzieren: z.B. Lesen, Schreiben, Rechnen, Zeichnen]
- mit der Notwendigkeit von selbstständigen/eigenverantwortlichen Entscheidungen (z..B. Planen/Disponieren)
- mit differenziertem Handeln
- mit Gefährdung von anderen Personen
- mit Anforderungen an kreative Tätigkeiten
- mit besonderer Verantwortung
  [z.B. Alleinverantwortung, Überwachung/Führung von Mitarbeitern, für Patienten]
- die Beaufsichtigung/Kontrollen von anderen Personen erfordern
- mit Publikumsverkehr
- die Einordnung in ein Team erfordern
- die Konformitätsdruck erfordern (Verhaltensvorschriften, Repräsentationsregeln, Dienstkleidung)
- mit Selbstüberschätzung (Risikofreudigkeit)

7. Einschränkungskriterien Zeitsysteme

Nicht geeignet für Arbeiten/Tätigkeiten

- mit Zeitdruck (z.B. Fließband oder Akkord)
- mit taktgebundener Arbeit (= getaktete Systeme, z.B. Fließband)
- bei denen nicht individuelle Pausen möglich sind (z.B. zwischenzeitliche Nahrungsaufnahme = Zwischen-/Pausenmahlzeiten oder Aufsuchen von sanitären Einrichtungen)
- mit unregelmäßigen Pausen / Mahlzeiten
- mit absehbarem Anfall von Überstunden
- mit [regelmäßiger] Wechselschicht/Zweischichtbetrieb (= Früh-/Spätschicht) [ggf. Anzahl/Begrenzung angeben, z.B. nur bei personellen Engpässen als Urlaubs-/ Krankheitsvertretung]
- mit [regelmäßigem] Dreischichtbetrieb (= Früh-/Spät-/Nachtschicht - Anmerkung: im öffentlichen Dienst als "durchgehende Wechselschicht" bezeichnet) [ggf. Anzahl/Begrenzung angeben, z.B. nur gelegentlich bei personellen Engpässen als Urlaubs-/Krankheitsvertretung]
- mit [regelmäßigen] Nachtschichten [ggf. Anzahl/Begrenzung angeben, z.B. nur gelegentlich bei personellen Engpässen als Urlaubs-/Krankheitsvertretung]
- mit zusätzlichem Bereitschaftsdienst (nachts, Wochenende) [ggf. Anzahl/Begrenzung angeben, z.B. nur gelegentlich bei personellen Engpässen als Urlaubs-/Krankheitsvertretung]
- mit dauerndem oder kurzfristigem Wechsel der Arbeitszeiten [wenn keine ausreichende Arbeitspause gegeben ist]

8. Spezielle Einschränkungskriterien (für bestimmte Gefahrstoffe)

Nicht geeignet für Arbeiten/Tätigkeiten

- mit silikogenem/asbesthaltigem Staub (G 1.1 / G 1.2 / H 4)
- mit Blei oder seine Verbindungen (G 2)
- mit Bleialkylen (G 3)
- mit Nitroglyzerin oder Nitroglykol (G 5)
- mit Schwefelkohlenstoff (G 6)
- mit Kohlenmonoxid (G 7)
- mit Benzol (G 8)
- mit Quecksilber oder seine Verbindungen (G 9)
- mit Methanol (G 10)
- mit Schwefelwasserstoff (G 11)
- mit Phosphor (weißer) (G 12)
- mit Tetrachlormethan (Tetrachlorkohlenstoff) (G 13)
- mit Trichlorethylen (G 14)
- mit Chrom-VI-Verbindungen (G 15)
- mit Arsen oder seine Verbindungen (G 16)
- mit Tetrachlorethylen (Perchlorethylen) (G 17)
- mit Tetrachlorethan oder Pentachlorethan (G 18)
- die Säureschäden der Zähne verursachen (G 22)
- mit Isozyanaten (G 27)
- mit Monochlormethan (Methylchlorid) (G 28)
- mit Benzolhomologen (Toluol, Xylole) (G 29)
- mit Cadmium oder seine Verbindungen (G 32)
- mit aromatischen Nitro- oder Aminoverbindungen (G 33)
- mit Fluor oder seine organischen Verbindungen (G 34)
- mit Vinylchlorid (G 36)
- mit Nickel oder seine Verbindungen (G 38)
- mit krebserzeugenden Gefahrstoffen (G 40)
- im Bereich Biotechnologie (G 43)
- mit Buchen- oder Eichenholzstaub (G 44 / H 5)
- mit Styrol (G 45)
- mit Pflanzenschutzmitteln (H 2)

9. Sonstige Einschränkungskriterien

Nicht geeignet für Arbeiten/Tätigkeiten

- mit Absturzgefahr (G 41) (= die Schwindelfreiheit erfordern, d.h. keine Arbeiten auf Gerüsten oder Leitern über 2 m Höhe)
- mit Klettern/Steigen (= die nicht ebenerdig ausgeführt werden können)
- mit Unfallgefährdung (z. B. an laufenden, unfallgefährdenden Maschinen)
- die Tragen eines Schutzhelmes erfordern
- an Maschinen, die nicht durch Beidhandschaltungen gesichert oder gänzlich geschlossen sind
- mit Fahr-/Steuer- und Überwachungstätigkeiten (G 25) [ggf. differenzieren]
- mit Personenbeförderung
- mit Fliegertauglichkeit (als Pilot)
- mit Erfordernis von Flugreisen (= keine Flugtauglichkeit) (G 35)
- mit Reisen/Aufenthalten in außereuropäischen Ländern (G 35)
- nach Gesundheitsschutzbergverordnung (= Arbeiten unter Tage)
- nach Seediensttauglichkeitsverordnung (= Arbeiten auf Schiffen)
- nach Röntgen- und/oder Strahlenschutzverordnung [ggf. differenzieren]
- mit Taucharbeiten
- mit erhöhter Infektionsgefährdung (G 42)
- auf Infektionsstationen
- auf Intensivstationen
- in operativen Bereichen
- im Lebensmittelbereich
- mit Einschränkungen nach Infektionsschutzgesetz
- mit Einwirkung von
  - leberschädigenden Substanzen
  - nierenschädigenden Substanzen
  [ggf. differenzieren]
- mit Auftreten von [stärkeren] elektromagnetischen Feldern
- mit Gefahrstoffen (generell)
- mit normalem Sprachvermögen
- mit Mangel an sorgfältiger Arbeitsweise
- mit Forstarbeiten (H 8)
- mit Baumarbeiten (H 9)
- mit Exposition gegenüber elektrischen, magnetischen und elektromagnetischen Feldern [abhängig vom zeitlichen Verlauf, der Frequenz und der Stärke der erzeugten elektrischen Signale]

Übersicht über arbeitsmedizinische Einschränkungen bei bestimmten Krankheiten

Bitte beachten Sie unbedingt die „Erläuterungen und Hinweise zur Benutzung" am Anfang des Buches !

Hinweis: Die Zahlen in Klammern verweisen auf die „Berufsgenossenschaftlichen Grundsätze für arbeitsmedizinischen Vorsorgeuntersuchungen" (G-Ziffern) oder „Hinweise der Landschaftlichen Berufsgenossenschaft" (H-Ziffern) → siehe Erläuterung in der Einleitung.

- **Abhängigkeitserkrankungen (Alkohol-/Medikamenten-/Drogenabhängigkeit)**

  Nicht geeignet für Arbeiten/Tätigkeiten
  - an Hitzearbeitsplätzen (G 30)
  - die Beaufsichtigung/Kontrollen von anderen Personen erfordern
  - die besonders sorgfältige Arbeitsweise erfordern
  - die Einordnung in ein Team erfordern
  - die Konformitätsdruck erfordern (Verhaltensvorschriften, Repräsentationsregeln, Dienstkleidung)
  - die räumliche Orientierungsfähigkeit erfordern
  - in Überdruck (G 31)
  - mit Absturzgefahr (G 41) (= die Schwindelfreiheit erfordern, d.h. keine Arbeiten/Tätigkeiten auf Gerüsten oder Leitern über 2 m Höhe)
  - mit Anforderung von selbstständigen/eigenverantwortlichen Entscheidungen (z.B. Planen/Disponieren)
  - mit aromatischen Nitro- oder Aminoverbindungen (G 33)
  - mit Arsen oder seine Verbindungen (G 16)
  - mit Atemschutzmasken/-geräten (G 26 / H 7) [angeben, ob Gruppe I / II / III]
  - mit Baumarbeiten (H 9)
  - mit Benzol (G 8)
  - mit Benzolhomologen (Toluol, Xylole) (G 29)
  - mit besonderer Anforderung an die Reaktionsfähigkeit
  - mit besonderen Anforderungen an das Tastgefühl
  - mit besonderen Anforderungen an die körperliche Geschicklichkeit
  - mit besonderer Anforderung an die körperliche Koordination
  - mit besonderer Kälteeinwirkung (G 21)
  - mit besonderer Verantwortung [z.B. Alleinverantwortung, Überwachung/Führung von Mitarbeitern, für Patienten]
  - mit Blei oder seine Verbindungen (G 2)
  - mit Bleialkylen (G 3)
  - mit Cadmium oder seine Verbindungen (G 32)
  - mit erforderlicher körperlicher Dauerbelastung
  - mit Fahr-/Steuer- und Überwachungstätigkeiten (G 25) [ggf. differenzieren]
  - mit Fliegertauglichkeit
  - mit Forstarbeiten (H 8)

- mit Gefahr von Augenverletzungen (= an augengefährdenden Maschinen)
- mit Gefährdung von anderen Personen
- mit Kohlenmonoxid (G 7)
- mit Methanol (G 10)
- mit Monochlormethan (Methylchlorid) (G 28)
- mit [regelmäßigen] Nachtschichten (*Anmerkung:* Im öffentlichen Dienst als "durchgehende Wechselschicht" bezeichnet) [ggf. Anzahl/Begrenzung angeben, z.B. nur gelegentlich bei personellen Engpässen als Urlaubs-/Krankheitsvertretung]
- mit Personenbeförderung
- mit Pflanzenschutzmitteln (H 2)
- mit Phosphor (weißer) (G 12)
- mit Quecksilber oder seine Verbindungen (G 9)
- mit Reisen/Aufenthalten mit besonderen klimatischen/gesundheitlichen Belastungen (= Tropenregionen) (G 35)
- mit Schwefelkohlenstoff (G 6)
- mit Schwefelwasserstoff (G 11)
- mit Selbstüberschätzung (Risikofreudigkeit)
- mit Styrol (G 45)
- mit Taucharbeiten
- mit Tetrachlorethan oder Pentachlorethan (G 18)
- mit Tetrachlorethylen (Perchlorethylen) (G 17)
- mit Tetrachlormethan (Tetrachlorkohlenstoff) (G 13)
- mit Trichloretyhlen (G 14)
- mit Unfallgefährdung (z. B. an laufendon, unfallgefährdenden Maschinen)
- mit Vinylchlorid (G 36)
- nach Gesundheitsschutzbergverordnung (= Arbeiten/Tätigkeiten unter Tage)
- nach Seediensttauglichkeitsverordnung (= Arbeiten/Tätigkeiten auf Schiffen)

- **Adipositas (> 30 % nach Broca bzw. BMI > 30,0)**

  → *Siehe Übergewicht*

- **A I D S**

  → *Siehe Immunschwäche*

- **Akroostolyse**

  → *Siehe auch Erkrankungen des Bewegungsapparates*

  <u>Zusätzlich/besonders nicht geeignet für Arbeiten/Tätigkeiten</u>

  - mit Vinylchlorid (G 36)

- **Allergische Erkrankungen**

→ *Siehe auch Asthmatische Erkrankungen*

→ *Siehe auch bronchiale Hyperreagibilität*

→ *Siehe auch Hauterkrankungen*

→ *Siehe auch Lungenerkrankungen*

→ *Siehe auch Überempfindlichkeitsreaktionen auf Kälte*

Nicht geeignet für Arbeiten/Tätigkeiten
- an Arbeitsplätzen mit erhöhter Allergengefahr
- in Kompostieranlagen (H 10)
- in Überdruck (G 31)
- mit allergieauslösenden Substanzen [Substanz(en) angeben!]
- mit aromatischen Nitro- oder Aminoverbindungen (G 33)
- mit Atemschutzmasken/-geräten (G 26 / H 7) [angeben, ob Gruppe I / II / III]
- mit Baumarbeiten (H 9) [bei entsprechenden Allergien]
- mit besonderen Anforderungen an das Reaktionsvermögen [abhängig von eventuellen Medikamentennebenwirkungen]
- mit besonderer Anforderung an die Haut
- mit Chrom-VI-Verbindungen (G 15)
- mit Forstarbeiten (H 8) [bei entsprechenden Allergien]
- mit hautreizenden/hautbelastenden Stoffen (G 24) [ggf. differenzieren: z.B. mit Kühlmittelemulsionen, Öl, Gummimaterialien, Kunstharzen]
- mit Isozyanaten (G 27)
- mit organischen Stäuben (H 6)
- mit Pflanzenschutzmitteln (H 2)
- nach Seediensttauglichkeit (= Arbeiten/Tätigkeiten auf Schiffen) [so weit Erkrankungen ständige ärztliche Überwachung erfordern]

- **Allgemeine Körperschwäche**

→ *Siehe Körperschwäche, allgemeine*

- **Anämien (schwere)**

→ *Siehe auch Bluterkrankungen*

Zusätzlich/besonders nicht geeignet für Arbeiten/Tätigkeiten
- mit Schwefelkohlenstoff (G 6)
- mit Schwefelwasserstoff (G 11)

In Abhängigkeit von der Schwere der Erkrankung ggf. auch:
- mit absehbarem Anfall von Überstunden
- mit besonderen Anforderungen an das Reaktionsvermögen
- mit besonderer Anforderung an die Konzentrationsfähigkeit (= Ausdauer)

- mit dauerndem oder kurzfristigem Wechsel der Arbeitszeiten [wenn keine ausreichende Arbeitspause gegeben ist]
- mit [regelmäßigem] Dreischichtbetrieb (= Früh-/Spät-/Nachtschicht - *Anmerkung:* Im öffentlichen Dienst als "durchgehende Wechselschicht" bezeichnet) [ggf. Anzahl/Begrenzung angeben, z.B. nur gelegentlich bei personellen Engpässen als Urlaubs-/Krankheitsvertretung]
- mit Erfordernis von Flugreisen (= keine Flugtauglichkeit) [Anämien Hämoglobin < 9,5 g/dl]
- mit zusätzlichem Bereitschaftsdienst (nachts, Wochenende) [ggf. Anzahl/Begrenzung angeben, z.B. nur gelegentlich bei personellen Engpässen als Urlaubs-/Krankheitsvertretung]

- **Anfallsleiden**

→ *Siehe Epilepsie*

- **Angioneurose**

→ *Siehe Gefäßerkrankungen*

- **Anosmie**

→ *Siehe auch Nasennebenhöhlenerkrankungen*

<u>Zusätzlich/besonders nicht geeignet für Arbeiten/Tätigkeiten</u>
- die intakten Geruchssinn erfordern
- mit Schwefelwasserstoff (G 11)

- **Anus praeter**

<u>Nicht geeignet für Arbeiten/Tätigkeiten</u>
- an Hitzearbeitsplätzen (G 30)
- bei denen nicht individuelle Pausen möglich sind (z.B. zwischenzeitliche Nahrungsaufnahme = Zwischen-/Pausenmahlzeiten oder Aufsuchen von sanitären Einrichtungen)
- die im Liegen ausgeführt werden müssen
- die ungeschützt im Freien stattfinden [Regen/Nässe/Schnee, Kälte]
- im Lebensmittelbereich
- in feuchtem Klima
- in Überdruck (G 31)
- in ungeheizten Räumen
- in Zwangshaltung
- mit besonderer Kälteeinwirkung (G 21)
- mit erforderlicher Schutzkleidung [bes. bei entsprechender Gewichtsbelastung]
- mit Fliegertauglichkeit
- mit Halten/Greifen von mittelschweren/schweren Lasten (insbes. in unergonomischer Haltung) [Schweregrad und Häufigkeit differenzieren !]
- mit häufigem Bücken
- mit häufigem Knien (oder Hockstellung)

- mit häufigen Temperaturschwankungen/-wechsel
- mit Heben und/oder Tragen von mittelschweren/schweren Lasten (ohne mechanische Hilfsmittel oder in unergonomischer Haltung) [Schweregrad und Häufigkeit differenzieren !]
- mit mittelschwerer/schwerer körperlicher Belastung [Schweregrad und Häufigkeit differenzieren !]
- mit Reisen/Aufenthalten mit besonderen klimatischen/gesundheitlichen Belastungen (= Tropenregionen) (G 35)
- mit taktgebundener Arbeit (= getaktete Systeme, z.B. Fließband)
- mit Taucharbeiten
- mit Überkopfarbeiten
- mit Vibrationen des Körpers (Ganzkörpervibrationen)
- mit wechselnden Umgebungseinflüssen (innen/außen)
- mit wechselnder Körperhaltung
- mit Zeitdruck (z.B. Fließband oder Akkord)
- nach Gesundheitsschutzbergverordnung (= Arbeiten/Tätigkeiten unter Tage)
- nach Seediensttauglichkeitsverordnung (= Arbeiten/Tätigkeiten auf Schiffen)
- nach Strahlenschutzverordnung

- **Apoplex**

  → *Siehe Durchblutungsstörungen, zerebrale*

- **Arteriosklerose**

  → *Siehe Gefäßerkrankungen*

- **Arthritis:**

  → *Siehe Polyarthritis*

- **Arthritis psoriatica**

  → *Siehe auch Polyarthritis*

  - Speziell bei Erkrankung der Hände:
    keine Arbeiten/Tätigkeiten im Lebensmittelbereich

- **Arthritis urica**

  → *Siehe Gicht*

  → *Siehe Stoffwechselerkrankungen, chronische*

  → *Siehe Polyarthritis (bei multiplem artikulärem Befall)*

- **Asbestose**

→ *Siehe auch Lungenerkrankungen*

Zusätzlich/besonders nicht geeignet für Arbeiten/Tätigkeiten
- mit silikogenem/asbesthaltigem Staub (G 1.1 / G 1.2 / H 4)

- **Asthma bronchiale**

→ *Siehe auch Bronchiale Hyperreagibilität*

→ *Siehe auch Lungenerkrankungen*

Nicht geeignet für Arbeiten/Tätigkeiten
- an Hitzearbeitsplätzen (G 30)
- in feuchtem Klima
- in Kompostieranlagen (H 10)
- in Überdruck (G 31)
- in ungeheizten Räumen
- mit Atemschutzmasken/-geräten (G 26 / H 7) [angeben, ob Gruppe I / II / III]
- mit atemwegsreizenden Substanzen (G 23) [Luftschadstoffe = Gase, Dämpfe, Rauche, Stäube, Aerosole; entsprechend differenzieren; entsprechend differenzieren]
- mit Baumarbeiten (H 9)
- mit besonderen Anforderungen an das Reaktionsvermögen [abhängig von eventuellen Medikamentennebenwirkungen]
- mit besonderer Kälteeinwirkung (G 21)
- mit Bleialkylen (G 3)
- mit erforderlicher körperlicher Dauerbelastung
- mit erhöhter inhalativer Allergengefahr [differenzieren: Substanz(en) angeben !]
- mit Fliegertauglichkeit
- mit Fluor oder seine anorganischen Verbindungen (G 34)
- mit Forstarbeiten (H 8)
- mit Isozyanaten (G 27)
- mit mittelschwerer/schwerer körperlicher Belastung [Schweregrad und Häufigkeit differenzieren !]
- mit organischen Stäuben (H 6)
- mit Pflanzenschutzmitteln (H 2)
- mit Schwefelwasserstoff (G 11)
- mit Schweißrauchen (G 39 / H 3)
- mit silikogenem/asbesthaltigem Staub (G 1.1 / G 1.2 / H 4)
- mit Styrol (G 45)
- mit Taucharbeiten
- nach Gesundheitsschutzbergverordnung (= Arbeiten/Tätigkeiten unter Tage)
- nach Seediensttauglichkeitsverordnung (= Arbeiten/Tätigkeiten auf Schiffen)

- **Atemwegserkrankungen, obstruktive**

  → *Siehe Asthma bronchiale*

- **Augenbindehauterkrankungen (chronische)**

  → *Siehe auch Augenerkrankungen, chronische*

  Zusätzlich/besonders nicht geeignet für Arbeiten/Tätigkeiten
  - mit allergieauslösenden Substanzen [differenzieren: Substanz(en) angeben! z.B. Chrom, Nickel]
  - mit Chrom-VI-Verbindungen (G 15)
  - mit Schwefelwasserstoff (G 11)
  - mit Tätigkeit an Bildschirmgeräten (G 37) [ggf. maximale zeitliche Einsatzmöglichkeit angeben]
  - mit wechselnden Umgebungseinflüssen (innen/außen)
  - mit Zugluft

- **Augenerkrankungen (chronische)**

  → *Siehe auch Augenbindehauterkrankungen (chronische)*
  → *Siehe auch Einäugigkeit*
  → *Siehe auch Farbensehen (gestörtes)*
  → *Siehe auch Glaukom*
  → *Siehe auch Nachtblindheit*
  → *Siehe auch Nystagmus*
  → *Siehe auch Sehfehler*
  → *Siehe auch Sehnerverkrankungen*

  Eine Beurteilung muss hier unbedingt von einem Facharzt = Augenarzt erfolgen, da eine individuelle Einzelfallentscheidung erforderlich ist (z.B. bei Gesichtsfeldausfällen, ob homonym oder heteronym sowie in Abhängigkeit vom Ausmaß - ggf. Beschränkung auf bestimmte Arbeitsplätze bzw. Fahrzeuge mit eventueller Geschwindigkeitsbeschränkung oder ohne Nachtfahrten).

  Nicht geeignet für Arbeiten/Tätigkeiten
  - an Bildschirmgeräten (G 37) [wenn kein Ausgleich geschaffen werden kann, ggf. maximale zeitliche Einsatzmöglichkeit angeben]

  Gegebenenfalls können folgende Zusatzkriterien sinnvoll sein - Einsatz nur:
  - mit großem Bildschirm (z.B. 20" Diagonale)
  - mit ausreichender Zeichengröße (in Abhängigkeit von der Bildschirmentfernung)
  - mit besonders hoch auflösender Grafikkarte
  - mit spezieller Bildschirmarbeitsplatzbrille (z.B. hoch eingeschliffener Nahsehbereich)
  - die räumliches Sehen (= Stereosehen) erfordern
  - die Tragen einer Schutzbrille erfordern
  - die volle Sehkraft erfordern [wenn kein Ausgleich geschaffen werden kann]
  - in Überdruck (G 31)

- mit Absturzgefahr (G 41) (= die Schwindelfreiheit erfordern, d.h. keine Arbeiten/Tätigkeiten auf Gerüsten oder Leitern über 2 m Höhe) [wenn kein Ausgleich geschaffen werden kann]
- mit Atemschutzmasken/-geräten (G 26 / H 7) [angeben, ob Gruppe I / II / III]
- mit Baumarbeiten (H 9) [bei < 0,7 binokular für die Ferne]
- mit besonderer Anforderung an das Dämmerungssehen (bei Dunkelheit/Nacht [in Abhängigkeit von der Erkrankung bzw. Tagesrhythmik]
- mit besonderer Kälteeinwirkung (G 21)
- mit Fahr-/Steuer- und Überwachungstätigkeiten (G 25) [ggf. differenzieren]
- mit Fliegertauglichkeit
- mit Forstarbeiten (H 8) [bei < 0,7 binokular für die Ferne]
- mit häufigem Wechsel zwischen hell und dunkel (schnelle Hell-/Dunkeladaption)
- mit künstlichem Dauerlicht
- mit Lichtblendung
- mit Taucharbeiten
- nach Gesundheitsschutzbergverordnung (= Arbeiten/Tätigkeiten unter Tage)
- nach Röntgen-/Strahlenschutzverordnung
- nach Seediensttauglichkeitsverordnung (= Arbeiten/Tätigkeiten auf Schiffen)

- **Bandscheibenvorfall**

→ Siehe auch Wirbelsäulenerkrankungen

Zusätzlich/besonders nicht geeignet für Arbeiten/Tätigkeiten

- mit exzentrischen Belastungen der Wirbelsäule
- mit Heben und/oder Tragen von leichten/mittelschweren/schweren Lasten (ohne mechanische Hilfsmittel oder in unergonomischer Haltung) [Schweregrad und Häufigkeit differenzieren bzw. auch Angabe, ob keine besondere Belastung der HWS oder LWS !]
- mit [häufigen] Rotationsbewegungen des Körpers
- mit Vibrationen der Wirbelsäule
- unter ungünstigen ergonomischen Bedingungen (mit vorgebeugtem Oberkörper, körperfern und gleichzeitiger Gewichtsbelastung)

- **Bechterew, Morbus**

→ Siehe Spondylitis ankylans

- **Bewusstseinsstörungen**

→ Siehe auch Epilepsie

Nicht geeignet für Arbeiten/Tätigkeiten

- an Maschinen, die nicht durch Beidhandschaltungen gesichert oder gänzlich geschlossen sind
- die Beaufsichtigung/Kontrollen von anderen Personen erfordern
- die besonders sorgfältige Arbeitsweise erfordern
- in Überdruck (G 31)

- mit Absturzgefahr (G 41) (= die Schwindelfreiheit erfordern, d.h. keine Arbeiten auf Gerüsten oder Leitern über 2 m Höhe)
- mit Atemschutzmasken/-geräten (G 26 / H 7) [angeben, ob Gruppe I / II / III]
- mit Baumarbeiten (H 9)
- mit besonderen Anforderungen an das Reaktionsvermögen
- mit besonderer Anforderung an die Konzentrationsfähigkeit (= Ausdauer)
- mit besonderer nervlicher Belastung (psychovegetativer Belastung)
- mit besonderer seelischer Belastung/Anspannung
- mit besonderer Verantwortung [z.B. Alleinverantwortung, Überwachung/Führung von Mitarbeitern, für Patienten]
- mit dauerndem oder kurzfristigem Wechsel der Arbeitszeiten [wenn keine ausreichende Arbeitspause gegeben ist]
- mit [regelmäßigem] Dreischichtbetrieb (= Früh-/Spät-/Nachtschicht - *Anmerkung:* Im öffentlichen Dienst als "durchgehende Wechselschicht" bezeichnet) [ggf. Anzahl/Begrenzung angeben, z.B. nur gelegentlich bei personellen Engpässen als Urlaubs-/Krankheitsvertretung]
- mit erforderlicher körperlicher Dauerbelastung
- mit erhöhter Verletzungsgefahr
- mit Fahr-/Steuer- und Überwachungstätigkeiten (G 25) [ggf. differenzieren]
- mit Fliegertauglichkeit
- mit Forstarbeiten (H 8)
- mit Gefahr von Augenverletzungen (= an augengefährdenden Maschinen)
- mit Personenbeförderung
- mit Pflanzenschutzmitteln (H 2)
- mit Taucharbeiten
- mit Überkopfarbeiten
- mit Unfallgefährdung (z. B. an laufenden, unfallgefährdenden Maschinen)
- mit zusätzlichem Bereitschaftsdienst (nachts, Wochenende) [ggf. Anzahl/Begrenzung angeben, z.B. nur gelegentlich bei personellen Engpässen als Urlaubs-/Krankheitsvertretung]
- nach Seediensttauglichkeitsverordnung (= Arbeiten/Tätigkeiten auf Schiffen)

• Blasenerkrankungen

→ *Siehe Nierenerkrankungen*

• Bluterkrankungen

→ *Siehe auch Anämien*

→ *Siehe auch Hämophilie*

<u>Nicht geeignet für Arbeiten/Tätigkeiten</u>

- im Bereich Biotechnologie (G 43) [bösartige Erkrankungen]
- in Überdruck (G 31)
- mit aromatischen Nitro- oder Aminoverbindungen (G 33)
- mit Arsen oder seine Verbindungen (G 16)
- mit Benzol (G 8)

- mit Benzolhomologen (Toluol, Xylole) (G 29)
- mit besonderer Kälteeinwirkung (G 21)
- mit Blei oder seine Verbindungen (G 2)
- mit Bleialkylen (G 3)
- mit erforderlicher körperlicher Dauerbelastung
- mit erhöhter Infektionsgefährdung (G 42) [z.B. auf Infektionsstation bei bösartiger Erkrankung]
- mit Fliegertauglichkeit
- mit Kohlenmonoxid (G 7)
- mit krebserzeugenden Gefahrstoffen (G 40)
- mit mittelschwerer/schwerer körperlicher Belastung [Schweregrad und Häufigkeit differenzieren !]
- mit Pflanzenschutzmitteln (H 2)
- mit Reisen/Aufenthalten mit besonderen klimatischen/gesundheitlichen Belastungen (= Tropenregionen) (G 35)
- mit Taucharbeiten
- mit Trichloretyhlen
- mit Vinylchlorid (G 36)
- nach Gesundheitsschutzbergverordnung (= Arbeiten/Tätigkeiten unter Tage)
- nach Röntgen-/Strahlenschutzverordnung [bei bösartige Erkrankungen]
- nach Seediensttauglichkeitsverordnung (= Arbeiten/Tätigkeiten auf Schiffen)

• **Blutungsneigung (auch bei Marcumarisierung)**

→ *Siehe Hämophilie*

• **Bronchiale Hyperreagibilität**

→ *Siehe auch Asthma bronchiale*

→ *Siehe auch Lungenerkrankungen*

Zusätzlich/besonders nicht geeignet für Arbeiten/Tätigkeiten
- in Kompostieranlagen (H 10)
- mit atemwegsreizenden Substanzen (G 23) [Luftschadstoffe = Gase, Dämpfe, Rauche, Stäube, Aerosole; entsprechend differenzieren]
- mit Baumarbeiten (H 9) [bei entsprechenden Allergien]
- mit Forstarbeiten (H 8) [bei entsprechenden Allergien]
- mit Isozyanaten (G 27)
- mit organischen Stäuben (H 6)
- mit Schweißrauchen (G 39 / H 3)

- **Bronchiektasen**

→ *Siehe auch Lungenerkrankungen*

Zusätzlich/besonders nicht geeignet für Arbeiten/Tätigkeiten
- mit Nickel oder seine Verbindungen (G 38)
- mit silikogenem/asbesthaltigem Staub (G 1.1 / G 1.2 / H 4)
- nach Gesundheitsschutzbergverordnung (= Arbeiten/Tätigkeiten unter Tage)

- **Bronchitis, chronische**

→ *Siehe auch Lungenerkrankungen*

Zusätzlich/besonders geeignet für Arbeiten/Tätigkeiten
- die ungeschützt im Freien stattfinden [Regen/Nässe/Schnee, Kälte]
- mit häufigen Temperaturschwankungen/-wechsel
- mit silikogenem/asbesthaltigem Staub (G 1.1 / G 1.2 / H 4)
- mit wechselnden Umgebungseinflüssen (innen/außen)
- mit Zugluft

- **Brustkorbdeformierungen**

Falls Atmungsbeeinträchtigung - Nicht geeignet für Arbeiten/Tätigkeiten
- die im Liegen ausgeführt werden müssen
- in Überdruck (G 31)
- in Zwangshaltung
- mit Atemschutzmasken/-geräten (G 26 / H 7) [angeben, ob Gruppe I / II / III]
- mit [häufigen] Rotationsbewegungen des Körpers
- mit mittelschwerer/schwerer körperlicher Belastung [Schweregrad und Häufigkeit differenzieren !]
- mit silikogenem/asbesthaltigem Staub (G 1.1 / G 1.2 / H 4)
- nach Gesundheitsschutzbergverordnung (= Arbeiten/Tätigkeiten unter Tage)
- nach Seediensttauglichkeitsverordnung (= Arbeiten/Tätigkeiten auf Schiffen)

- **Bypassoperation(en)**

→ *Siehe auch Herzerkrankungen (generell)*

→ *Siehe auch Herzinfarkt*

Die individuelle Leistungsfähigkeit und die Dauer der Einschränkungen sollte in Abhängigkeit der Symptomatik von einem Kardiologen beurteilt werden!

Dies ist insbesondere vom Restleistungsvermögen abhängig.

Teilweise sind auch befristete Einschränkungen sinnvoll (z.B. Flugtauglichkeit).

Zusätzlich/besonders nicht geeignet für Arbeiten/Tätigkeiten
- die im Liegen ausgeführt werden müssen
- in Zwangshaltung
- mit [häufigen] Rotationsbewegungen des Körpers
- mit Überkopfarbeiten
- mit Überstreckung des Körpers
- mit Vibrationen des Körpers (Ganzkörpervibrationen)

- **Caplan-Syndrom**

→ *Siehe Polyarthritis*

→ *Siehe Silikose*

- **Cholecystopathie**

→ *Siehe Magen-Darm-Erkrankungen*

- **Chondrokalzinose**

→ *Siehe Polyarthritis*

- **Colitis ulcerosa (bei akutem Schub)**

→ *Siehe auch Magen-Darm-Erkrankungen*

Zusätzlich/besonders nicht geeignet für Arbeiten/Tätigkeiten
- bei denen nicht individuelle Pausen möglich sind (z.B. zwischenzeitliche Nahrungsaufnahme = Zwischen-/Pausenmahlzeiten oder Aufsuchen von sanitären Einrichtungen)
- mit taktgebundener Arbeit (= getaktete Systeme, z.B. Fließband)

- **Cor pulmonale, chronisches**

→ *Siehe Herzinsuffizienz, manifeste*

- **CURS (chronisches unspezifisches respiratorisches Syndrom)**

→ *Siehe auch Lungenerkrankungen*

Zusätzlich/besonders nicht geeignet für Arbeiten/Tätigkeiten
- mit silikogenem/asbesthaltigem Staub (G 1.1 / G 1.2 / H 4)
- mit wechselnden Umgebungseinflüssen (innen/außen)

- **Darmerkrankungen**

  → Siehe Magen-Darm-Erkrankungen
  → Siehe Colitis ulcerosa
  → Siehe Morbus Crohn

- **Depressionen**

  Hinweise:

  - *Eine Arbeitsaufnahme mit entsprechenden Einschränkungen (ggf. im Rahmen eines sog. „Hamburger Modells - siehe „Erläuterungen und Hinweise zur Benutzung“) kann bei dieser Erkrankung eine zusätzliche „therapeutische Maßnahme“ sein. - Abstimmung mit behandelndem Facharzt erforderlich/empfohlen!*
  - *Gerade bei dieser Erkrankungsgruppe sind die nachstehenden Einschränkungen individuell zu treffen, da abhängig vom Stadium, Klinik und medikamentöser Behandlung. Hier sollte - allein aus juristischen Gründen - eine fachärztliche = neurologisch-psychiatrische Beurteilung erfolgen. (Einschränkungen können sich nicht nur aus der Grunderkrankung, sondern auch aufgrund von Medikamenten-Nebenwirkungen durch die Therapie ergeben!)*

Nicht geeignet für Arbeiten/Tätigkeiten
- die Beaufsichtigung/Kontrollen von anderen Personen erfordern
- die Einordnung in ein Team erfordern
- die in Alleinarbeit ausgeführt werden müssen [Angabe, ob ggf. mit entsprechenden Überwachungssystemen möglich]
- mit absehbarem Anfall von Überstunden
- mit Absturzgefahr (G 41) (= die Schwindelfreiheit erfordern, d.h. keine Arbeiten/Tätigkeiten auf Gerüsten oder Leitern über 2 m Höhe)
- mit Anforderung von selbstständigen/eigenverantwortlichen Entscheidungen (z.B. Planen/Disponieren)
- mit besonderen Anforderungen an das Reaktionsvermögen [abhängig von eventuellen Medikamentennebenwirkungen]
- mit besonderen Anforderungen an die Umstellungs- und Anpassungsfähigkeit
- mit Überwachung/Steuerung komplexerer Arbeitsvorgänge
- mit besonderer Anforderung an die Konzentrationsfähigkeit (= Ausdauer)
- mit besonderer nervlicher Belastung (psychovegetative Belastungen)
- mit besonderer seelischer Belastung/Anspannung
- mit besonderer Verantwortung [z.B. Alleinverantwortung, Überwachung/Führung von Mitarbeitern, für Patienten]
- mit dauerndem oder kurzfristigen Wechsel der Arbeitszeiten [wenn keine ausreichende Arbeitspause gegeben ist]
- mit erforderlicher körperlicher Dauerbelastung
- mit Fliegertauglichkeit

- mit [regelmäßigem] Dreischichtbetrieb (= Früh-/Spät-/Nachtschicht - *Anmerkung:* Im öffentlichen Dienst als "durchgehende Wechselschicht" bezeichnet) [ggf. Anzahl/Begrenzung angeben, z.B. nur gelegentlich bei personellen Engpässen als Urlaubs-/Krankheitsvertretung]
- mit Publikumsverkehr (abhängig von der medikamentösen Behandlung)
- mit Tätigkeit mit Gefährdung von anderen Personen
- mit Unfallgefährdung (z. B. an laufenden, unfallgefährdenden Maschinen) [bei medikamentöser Behandlung mit Verminderung der Reaktionsfähigkeit]
- mit zusätzlichem Bereitschaftsdienst (nachts, Wochenende) [ggf. Anzahl/Begrenzung angeben, z.B. nur gelegentlich bei personellen Engpässen alş Urlaubs-/Krankheitsvertretung]
- ohne [ständige] Beaufsichtigung (= Alleinarbeit)
- ohne sozialen Kontakt zu anderen Mitarbeitern

• Descensus uteri (ausgeprägt)

<u>Nicht geeignet für Arbeiten/Tätigkeiten</u>

- mit Fliegertauglichkeit
- mit Halten/Greifen von mittelschweren/schweren Lasten (insbes. in unergonomischer Haltung) [Schweregrad und Häufigkeit differenzieren !]
- mit häufigem Bücken
- mit häufigem Knien (oder Hockstellung)
- mit [häufigen] Rotationsbewegungen des Körpers
- mit Heben und/oder Tragen von mittelschweren/schweren Lasten (ohne mechanische Hilfsmittel oder in unergonomischer Haltung) [Schweregrad und Häufigkeit differenzieren !]
- mit schwerer körperlicher mittelschwerer/Belastung [Schweregrad und Häufigkeit differenzieren !]
- nach Seediensttauglichkeitsverordnung (= Arbeiten auf Schiffen)

• Diabetes insipidus

→ *Siehe auch Endokrine Erkrankungen*

<u>Zusätzlich/besonders nicht geeignet für Arbeiten/Tätigkeiten</u>

- an Hitzearbeitsplätzen (G 30)
- mit Fliegertauglichkeit
- mit erforderlicher körperlicher Dauerbelastung

• Diabetes mellitus

→ *Siehe auch Endokrine Erkrankungen*

Gerade bei dieser Erkrankung sind die nachstehenden Einschränkungen individuell zu treffen, da abhängig vom Stadium, Einstellung und medikamentöser Behandlung (Diät, orale Antidiabetika, konventionelle oder optimierte Insulintherapie).

Nicht geeignet für Arbeiten/Tätigkeiten

- an Hitzearbeitsplätzen (G 30)
- an Maschinen, die nicht durch Beidhandschaltungen gesichert oder gänzlich geschlossen sind
- bei denen nicht individuelle Pausen möglich sind (z.B. zwischenzeitliche Nahrungsaufnahme = Zwischen-/Pausenmahlzeiten oder Aufsuchen von sanitären Einrichtungen)
- im Bereich Biotechnologie (G 43) [bei dekompensiertem Diabetes mellitus]
- in Überdruck (G 31)
- mit absehbarem Anfall von Überstunden
- mit Absturzgefahr (G 41) (= die Schwindelfreiheit erfordern, d.h. keine Arbeiten/Tätigkeiten auf Gerüsten oder Leitern über 2 m Höhe) [falls insulinpflichtig]
- mit Akkordarbeit (eingeschränkt möglich, falls ohne stark wechselnde körperliche Belastungen und bei Möglichkeit zu Einnahme von Zwischenmahlzeiten)
- mit Atemschutzmasken/-geräten (G 26 / H 7) [angeben, ob Gruppe I / II / III]
- mit Baumarbeiten (H 9)
- mit besonderen Anforderungen an das Tastgefühl [bei entsprechenden Störungen]
- mit Blei oder seine Verbindungen (G 2)
- mit Bleialkylen (G 3)
- mit dauerndem oder kurzfristigem Wechsel der Arbeitszeiten [wenn keine ausreichende Arbeitspause gegeben ist]
- mit [regelmäßigem] Dreischichtbetrieb (= Früh-/Spät-/Nachtschicht - *Anmerkung:* Im öffentlichen Dienst als "durchgehende Wechselschicht" bezeichnet) [ggf. Anzahl/Begrenzung angeben, z.B. nur gelegentlich bei personellen Engpässen als Urlaubs-/Krankheitsvertretung]
- mit erforderlicher körperlicher Dauerbelastung
- mit Fahr-, Steuer- und Überwachungstätigkeiten (G 25) [bei starken Schwankungen/Neigungen zu Hypoglykämie]
- mit Fliegertauglichkeit
- mit Forstarbeiten (H 8) [bei Dekompensationsneigung]
- mit Methanol (G 10)
- mit mittelschwerer/schwerer körperlicher Belastung [Schweregrad und Häufigkeit differenzieren !]
- mit Monochlormethan (Methylchlorid) (G 28)
- mit Personenbeförderung [bei Insulinabhängigkeit]
- mit Pflanzenschutzmitteln (H 2) [bei Dekompensationsneigung]
- mit Reisen/Aufenthalten mit besonderen klimatischen/gesundheitlichen Belastungen (= Tropenregionen) (G 35)
- mit Styrol (G 45)
- mit taktgebundener Arbeit (= getaktete Systeme, z.B. Fließband)
- mit Tetrachlorethan oder Pentachlorethan (G 18)
- mit Tetrachlorethylen (Perchlorethylen) (G 17) [falls insulinpflichtig]
- mit Tetrachlormethan (Tetrachlorkohlenstoff) (G 13)
- mit Trichloretyhlen
- mit Unfallgefährdung (z. B. an laufenden, unfallgefährdenden Maschinen)
- mit Vinylchlorid (G 36)
- mit zusätzlichem Bereitschaftsdienst (nachts, Wochenende) [ggf. Anzahl/Begrenzung angeben, z.B. nur gelegentlich bei personellen Engpässen als Urlaubs-/Krankheitsvertretung]
- nach Gesundheitsschutzbergverordnung (= Arbeiten/Tätigkeiten unter Tage)
- nach Seediensttauglichkeitsverordnung (= Arbeiten/Tätigkeiten auf Schiffen)
- nach Strahlenschutzverordnung [bei schwer einstellbarem Diabetes mellitus]

Anmerkungen:

Zusätzlich zu den aufgrund der Primärerkrankung aufgezeigten Einschränkungen können sich aufgrund von Sekundärerkrankungen noch weitere Einschränkungen ergeben → siehe diese !

So kommen bei einer diabetischen Polyneuropathie aufgrund der Beteiligung der unteren Extremitäten zusätzliche Einschränkungen hinzu → siehe Polyneuropathie.

Bei diabetischer Retinopathie je nach Schweregrad entsprechende Einschränkungen für Anforderungen an die Sehfähigkeit → siehe Augenerkrankungen, chronische.

- **Durchblutungsstörungen der Haut**

→ *Siehe auch Hauterkrankungen*

Zusätzlich/besonders nicht geeignet für Arbeiten/Tätigkeiten
- in Kompostieranlagen (H 10)
- in ungeheizten Räumen
- mit besonderer Kälteeinwirkung (G 21)
- mit erforderlicher Schutzkleidung [bes. bei entsprechender Gewichtsbelastung]

- **Durchblutungsstörungen, arterielle**

Nicht geeignet für Arbeiten/Tätigkeiten
- an Hitzearbeitsplätzen (G 30)
- mit erforderlicher körperlicher Dauerbelastung
- mit Fliegertauglichkeit
- mit Halten/Greifen von mittelschweren/schweren Lasten (insbes. in unergonomischer Haltung) [Schweregrad und Häufigkeit differenzieren !]
- mit Heben und/oder Tragen von mittelschweren/schweren Lasten (ohne mechanische Hilfsmittel oder in unergonomischer Haltung) [Schweregrad und Häufigkeit differenzieren !]
- mit mittelschwerer/schwerer körperlicher Belastung [Schweregrad und Häufigkeit differenzieren !]
- mit Reisen/Aufenthalten mit besonderen klimatischen/gesundheitlichen Belastungen (= Tropenregionen) (G 35)
- mit ständigem Kraftfluß über die Arme
- mit Vibrationen der betroffenen Körperteile [differenzierte Angabe erforderlich]
- nach Gesundheitsschutzbergverordnung (= Arbeiten/Tätigkeiten unter Tage)
- nach Seediensttauglichkeitsverordnung (= Arbeiten/Tätigkeiten auf Schiffen)

Falls betroffene(r) Körperteil(e):
- die häufige Kniebeugen erfordern
- die längeres Gehen erfordern
- die volle Funktionsfähigkeit beider Arme erfordern
- die volle Funktionsfähigkeit beider Beine erfordern
- die volle Funktionsfähigkeit der linken/rechten Hand erfordern

- die volle Funktionsfähigkeit des linken/rechten Armes erfordern
- die volle Funktionsfähigkeit des linken/rechten Beines erfordern
- in ungeheizten Räumen
- in Zwangshaltung
- mit Baumarbeiten (H 9)
- mit besonderen Anforderungen an das Tastgefühl
- mit besonderen Anforderungen an die Fingerfertigkeit
- mit besonderen [ständigen] Anforderungen an Dreh- oder Kurbelbewegungen
- mit besonderen [ständigen] Belastungen des linken/rechten Armes [Häufigkeit differenzieren !]
- mit besonderen [ständigen] Belastungen des linken/rechten Beines [Häufigkeit differenzieren !]
- mit besonderer Kälteeinwirkung (G 21)
- mit erforderlicher Schutzkleidung [bes. bei entsprechender Gewichtsbelastung]
- mit Forstarbeiten (H 8)
- mit häufigem Knien (oder Hockstellung)
- mit Vibrationen folgender Körperteile: .... [differenzierte Angabe erforderlich]

- **Durchblutungsstörungen, venöse**

  → *Siehe auch Durchblutungsstörungen, arterielle*

  Zusätzlich/besonders nicht geeignet für Arbeiten/Tätigkeiten
  - die dauerndes [überwiegendes] Sitzen erfordern
  - mit besonderer Kälteeinwirkung (G 21)
  - die nicht im Wechsel zwischen Sitzen, Stehen und Gehen möglich sind

- **Durchblutungsstörungen, zerebrale**

  → *Siehe auch Morbus Alzheimer*
  → *Siehe ggf. auch Nervensystemerkrankungen, zentrale*

  Nicht geeignet für Arbeiten/Tätigkeiten
  - an Hitzearbeitsplätzen (G 30)
  - in Überdruck (G 31)
  - in ungeheizten Räumen
  - mit Absturzgefahr (G 41) (= die Schwindelfreiheit erfordern, d.h. keine Arbeiten/Tätigkeiten auf Gerüsten oder Leitern über 2 m Höhe)
  - mit Anforderung von selbstständigen/eigenverantwortlichen Entscheidungen (z.B. Planen/Disponieren)
  - mit Anforderungen an kreative Tätigkeiten
  - mit Atemschutzmasken/-geräten (G 26 / H 7) [angeben, ob Gruppe I / II / III]
  - mit besonderen Anforderungen an die Umstellungs- und Anpassungsfähigkeit
  - mit Überwachung/Steuerung komplexerer Arbeitsvorgänge
  - mit besonderer Anforderung an die Konzentrationsfähigkeit (= Ausdauer)
  - mit besonderer Anforderung an die körperliche Koordination
  - mit besonderer Kälteeinwirkung (G 21)

- mit besonderer Verantwortung [z.B. Alleinverantwortung, Überwachung/Führung von Mitarbeitern, für Patienten]
- mit erforderlicher körperlicher Dauerbelastung
- mit Erfordernis von Flugreisen (= keine Flugtauglichkeit)
- mit Fahr-, Steuer- und Überwachungstätigkeiten (G 25)
- mit Fliegertauglichkeit
- mit Gefährdung von anderen Personen
- mit häufigem Bücken
- mit [häufigen] Rotationsbewegungen des Kopfes
- mit mittelschwerer/schwerer körperlicher Belastung [Schweregrad und Häufigkeit differenzieren !]
- mit Personenbeförderung
- mit Unfallgefährdung (z. B. an laufenden, unfallgefährdenden Maschinen)
- nach Gesundheitsschutzbergverordnung (= Arbeiten/Tätigkeiten unter Tage)
- nach Seediensttauglichkeitsverordnung (= Arbeiten/Tätigkeiten auf Schiffen)
- ohne [ständige] Beaufsichtigung (= Alleinarbeit)

• Einäugigkeit (auch funktionell)

→ *Siehe auch Augenerkrankungen*

Zusätzlich/besonders nicht geeignet für Arbeiten/Tätigkeiten
- die normales Gesichtsfeld erfordern
- die räumliche Orientierungsfähigkeit erfordern
- die räumliches Sehen (= Stereosehen) erfordern
- mit Absturzgefahr (G 41) (= die Schwindelfreiheit erfordern, d.h. keine Arbeiten auf Gerüsten oder Leitern über 2 m Höhe)
- mit Baumarbeiten (H 9)
- mit Fahr-/Steuer- und Überwachungstätigkeiten (G 25) [ggf. differenzieren (bei z.B. E-Karren) und zusätzliche augenärztliches Obergutachten]
- mit Gefahr von Augenverletzungen (= an augengefährdenden Maschinen)
- mit Personenbeförderung

• Ekzeme (allergisch, degenerativ)

→ *Siehe auch Hauterkrankungen*

Nicht geeignet für Arbeiten/Tätigkeiten
- im Lebensmittelbereich [bei Erkrankungen der Hände]
- in Überdruck (G 31)
- mit aromatischen Nitro- oder Aminoverbindungen (G 33)
- mit Arsen oder seine Verbindungen (G 16)
- mit Bleialkylen (G 3)
- mit Fluor oder seine anorganischen Verbindungen (G 34)
- mit Isozyanaten (G 27)
- mit Trichloretyhlen (G 14)

- **Endangiitis**

  → *Siehe Gefäßerkrankungen*

- **Endokrine Erkrankungen (stärkere Störungen)**

  → *Siehe auch Diabetes insipidus*

  → *Siehe auch Diabetes mellitus*

  → *Siehe auch Hyperthyreose*

  → *Siehe auch Nebennierenerkrankungen*

  Nicht geeignet für Arbeiten/Tätigkeiten
  - in Überdruck (G 31)
  - mit Absturzgefahr (G 41) (= die Schwindelfreiheit erfordern, d.h. keine Arbeiten/Tätigkeiten auf Gerüsten oder Leitern über 2 m Höhe)
  - mit Atemschutzmasken/-geräten (G 26 / H 7) [angeben, ob Gruppe I / II / III]
  - mit Baumarbeiten (H 9)
  - mit besonderen Anforderungen an das Reaktionsvermögen [abhängig von eventuellen Medikamentennebenwirkungen]
  - mit erforderlicher körperlicher Dauerbelastung
  - mit Fliegertauglichkeit
  - mit Forstarbeiten (H 8)
  - mit mittelschwerer/schwerer körperlicher Belastung [Schweregrad und Häufigkeit differenzieren !]
  - mit [regelmäßigen] Nachtschichten (*Anmerkung:* Im öffentlichen Dienst als "durchgehende Wechselschicht" bezeichnet) [ggf. Anzahl/Begrenzung angeben, z.B. nur gelegentlich bei personellen Engpässen als Urlaubs-/Krankheitsvertretung]
  - mit Pflanzenschutzmitteln (H 2) [bei Dekompensationsneigung]
  - mit Reisen/Aufenthalten mit besonderen klimatischen/gesundheitlichen Belastungen (= Tropenregionen) (G 35)
  - mit Taucharbeiten
  - nach Gesundheitsschutzbergverordnung (= Arbeiten/Tätigkeiten unter Tage)
  - nach Röntgen-/Strahlenschutzverordnung
  - nach Seediensttauglichkeitsverordnung (= Arbeiten/Tätigkeiten auf Schiffen)

- **Endoprothesen**

  Nicht geeignet für Arbeiten/Tätigkeiten
  - in Überdruck (G 31)
  - mit Baumarbeiten (H 9)
  - mit Fliegertauglichkeit
  - mit Forstarbeiten (H 8)
  - mit Taucharbeiten
  - nach Gesundheitsschutzbergverordnung (= Arbeiten/Tätigkeiten unter Tage)
  - nach Seediensttauglichkeitsverordnung (= Arbeiten/Tätigkeiten auf Schiffen)

Falls betroffene(r) Körperteil(e):

- die häufige Kniebeugen erfordern
- die häufiges Gehen erfordern
- die längeres Gehen erfordern
- die häufiges Treppen- oder Leitersteigen erfordern
- die volle Funktionsfähigkeit der linken/rechten Hand erfordern
- die volle Funktionsfähigkeit des linken/rechten Armes erfordern
- die volle Funktionsfähigkeit des linken/rechten Beines erfordern
- in Zwangshaltung
- mit Absturzgefahr (G 41) (= die Schwindelfreiheit erfordern, d.h. keine Arbeiten auf Gerüsten oder Leitern über 2 m Höhe)
- mit Auftreten von [stärkeren] elektromagnetischen Feldern
- mit besonderen Anforderungen an das Reaktionsvermögen
- mit besonderen [ständigen] Anforderungen an Dreh- oder Kurbelbewegungen
- mit besonderen [ständigen] Belastungen der linken/rechten Hüfte [Häufigkeit differenzieren !]
- mit besonderen [ständigen] Belastungen der linken/rechten Schulter [Häufigkeit differenzieren !]
- mit besonderen [ständigen] Belastungen des linken/rechten Armes [Häufigkeit differenzieren !]
- mit besonderen [ständigen] Belastungen des linken/rechten Beines [Häufigkeit differenzieren !]
- mit besonderen [ständigen] Belastungen des linken/rechten Handgelenkes [Häufigkeit differenzieren !]
- mit besonderen [ständigen] Belastungen des linken/rechten Knies [Häufigkeit differenzieren !]
- mit erforderlicher Schutzkleidung [bes. bei entsprechender Gewichtsbelastung]
- mit Halten/Greifen von mittelschweren/schweren Lasten (insbes. in unergonomischer Haltung) [Schweregrad und Häufigkeit differenzieren !]
- mit häufigem Knien (oder Hockstellung)
- mit Heben und/oder Tragen von mittelschweren/schweren Lasten (ohne mechanische Hilfsmittel oder in unergonomischer Haltung) [Häufigkeit differenzieren]
- mit [häufigen] Rotationsbewegungen des Körpers
- mit mittelschwerer körperlicher Belastung [Häufigkeit differenzieren !]
- mit ständigem Kraftfluß über die Arme
- mit überwiegendem [ausschließlichem, zeitweisem] Stehen
- mit Vibrationen folgender Körperteile: .... [differenzierte Angabe erforderlich]

- **Epilepsie**

→ Siehe auch Bewusstseinsstörungen

Gerade bei dieser Erkrankung sind die nachstehenden Einschränkungen individuell zu treffen, da abhängig vom Stadium/Klinik (Anfallshäufigkeit/anfallsfreier Zeitraum) und medikamentöser Behandlung (Nebenwirkungen !). Hier sollte - allein aus juristischen Gründen - eine fachärztliche = neurologische Beurteilung erfolgen, wobei eine Einschätzung der Gefährdungsbeurteilung anhand nachfolgender Gefährdungskategorien unter Berücksichtigung des Berufes/Arbeitsplatzes erfolgt (nach Arbeitskreis zur Verbesserung der Eingliederungschancen von Personen mit Epilepsie - Überarbeitung 1994):

<u>Gefährdungskategorie 0:</u>

Erhaltenes Bewusstsein, erhaltene Haltungskontrolle und Handlungsfähigkeit

<u>Kommentar:</u> Anfälle ausschließlich mit Befindlichkeitsstörungen ohne arbeitsmedizinisch relevante Symptome; möglicherweise wird eine Handlung bewusst unterbrochen bis zum Ende der subjektiven Symptome.

<u>Gefährdungskategorie A:</u>

Beeinträchtigung der Handlungsfähigkeit bei erhaltenem Bewusstsein mit Haltungskontrolle

<u>Kommentar:</u> Anfälle mit Zucken, Versteifen oder Erschlaffen einzelner Muskelgruppen.

<u>Gefährdungskategorie B:</u>

Handlungsunterbrechung bei Bewusstseinsstörung mit Haltungskontrolle

<u>Kommentar:</u> Plötzliches Innehalten, allenfalls Minimalbewegungen ohne Handlungscharakter

<u>Gefährdungskategorie C:</u>

Handlungsunfähigkeit mit/ohne Bewusstseinsstörung bei Verlust der Haltungskontrolle

<u>Kommentar:</u> Plötzlicher Sturz ohne Schutzreflexe, langsames In-sich-Zusammensinken, Taumeln und Sturz mit Abstützen.

<u>Gefährdungskategorie D:</u>

Unangemessene Handlungen bei Bewusstseinsstörungen mit/ohne Haltungskontrolle

<u>Kommentar:</u> Unkontrollierte komplexe Handlungen oder Bewegungen, meist ohne Situationsbezug

<u>Nicht geeignet für Arbeiten/Tätigkeiten</u>

- an Bildschirmgeräten (G 37) [nur mit neurologischer Unbedenklichkeitsbescheinigung, ggf. maximale zeitliche Einsatzmöglichkeit angeben]
- an Hitzearbeitsplätzen (G 30)
- an Maschinen, die nicht durch Beidhandschaltungen gesichert oder gänzlich geschlossen sind
- die Beaufsichtigung/Kontrollen von anderen Personen erfordern
- die in Alleinarbeit ausgeführt werden müssen [Angabe, ob ggf. mit entsprechenden Überwachungssystemen möglich]
- in Überdruck (G 31)
- mit absehbarem Anfall von Überstunden
- mit Absturzgefahr (G 41) (= die Schwindelfreiheit erfordern, d.h. keine Arbeiten/Tätigkeiten auf Gerüsten oder Leitern über 2 m Höhe)
- mit Atemschutzmasken/-geräten (G 26 / H 7) [angeben, ob Gruppe I / II / III]
- mit Baumarbeiten (H 9)
- mit besonderen Anforderungen an das Reaktionsvermögen [abhängig von eventuellen Medikamentennebenwirkungen]
- mit besonderer Kälteeinwirkung (G 21)
- mit besonderer nervlicher Belastung (psychovegetativer Belastung)
- mit besonderer seelischer Belastung/Anspannung
- mit besonderer Verantwortung [z.B. Alleinverantwortung, Überwachung/Führung von Mitarbeitern, für Patienten]
- mit dauerndem oder kurzfristigen Wechsel der Arbeitszeiten [wenn keine ausreichende Arbeitspause gegeben ist]
- mit erforderlicher körperlicher Dauerbelastung

- mit Erfordernis von Flugreisen (= keine Flugtauglichkeit)
- mit erhöhter Verletzungsgefahr
- mit Fahr-, Steuer- und Überwachungstätigkeiten (G 25) [3 Jahre nach letztem Anfall]
- mit Fliegertauglichkeit
- mit Forstarbeiten (H 8)
- mit häufigem Wechsel zwischen hell und dunkel (schnelle Hell-/Dunkeladaption)
- mit Klettern/Steigen (= die nicht ebenerdig ausgeführt werden können)
- mit Kohlenmonoxid (G 7)
- mit Lichtblendung
- mit [regelmäßigen] Nachtschichten (*Anmerkung:* Im öffentlichen Dienst als "durchgehende Wechselschicht" bezeichnet) [ggf. auch keine Wechselschicht - Anzahl/Begrenzung angeben, z.B. nur gelegentlich bei personellen Engpässen als Urlaubs-/Krankheitsvertretung]
- mit Personenbeförderung
- mit Pflanzenschutzmitteln (H 2)
- mit Styrol (G 45)
- mit Taucharbeiten
- mit Unfallgefährdung (z. B. an laufenden, unfallgefährdenden Maschinen)
- mit Zeitdruck (z.B. Fließband oder Akkord)
- mit zusätzlichem Bereitschaftsdienst (nachts, Wochenende) [ggf. Anzahl/Begrenzung angeben, z.B. nur gelegentlich bei personellen Engpässen als Urlaubs-/Krankheitsvertretung]
- nach Gesundheitsschutzbergverordnung (= Arbeiten/Tätigkeiten unter Tage)
- nach Röntgen-/Strahlenschutzverordnung
- nach Seediensttauglichkeitsverordnung (= Arbeiten/Tätigkeiten auf Schiffen)
- ohne [ständige] Beaufsichtigung (= Alleinarbeit)

• Erkrankungen des Bewegungsapparates

→ *Siehe auch Gliedmaßenveränderungen/-missbildungen/Fehlen von Gliedmaßen*

→ *Siehe auch Wirbelsäulenerkrankungen*

Nicht geeignet für Arbeiten/Tätigkeiten

- die im Liegen ausgeführt werden müssen
- in feuchtem Klima
- in Überdruck (G 31)
- mit Atemschutzmasken/-geräten (G 26 / H 7) [angeben, ob Gruppe I / II / III; abhängig von Funktionsstörungen]
- mit Baumarbeiten (H 9)
- mit Fliegertauglichkeit
- mit Forstarbeiten (H 8)
- mit Halten/Greifen von leichten/mittelschweren/schweren Lasten (insbes. in unergonomischer Haltung) [Schweregrad und Häufigkeit differenzieren !]
- mit Heben und/oder Tragen von leichten/mittelschweren/schweren Lasten (ohne mechanische Hilfsmittel oder in unergonomischer Haltung) [Schweregrad und Häufigkeit differenzieren bzw. auch Angabe, ob keine besondere Belastung der HWS oder LWS !]
- mit leichter/mittelschwerer/schwerer körperlicher Belastung [Schweregrad und Häufigkeit differenzieren !]

- nach Gesundheitsschutzbergverordnung (= Arbeiten/Tätigkeiten unter Tage)
- unter ungünstigen ergonomischen Bedingungen (mit vorgebeugtem Oberkörper, körperfern und gleichzeitiger Gewichtsbelastung)

Falls betroffene(r) Körperteil(e):

- die das Zusammenwirken beider Füße erfordern
- die das Zusammenwirken beider Hände erfordern
- die das Zusammenwirken von Händen und Füßen erfordern
- die Greifraum von über 50 cm erfordern
- die häufige Kniebeugen erfordern
- die häufiges Gehen erfordern
- die häufiges Treppen- oder Leitersteigen erfordern
- die im Liegen ausgeführt werden müssen
- die längeres Gehen erfordern
- die Tragen einer Schutzbrille erfordern
- die volle Funktionsfähigkeit beider Arme erfordern
- die volle Funktionsfähigkeit beider Beine erfordern
- die volle Funktionsfähigkeit der linken/rechten Hand erfordern
- die volle Funktionsfähigkeit des linken/rechten Armes erfordern
- die volle Funktionsfähigkeit des linken/rechten Beines erfordern
- die volle Greiffähigkeit (Greiffunktion mit Festhaltefunktion) erfordern
- in Zwangshaltung
- mit besonderen Anforderungen an das Reaktionsvermögen
- mit besonderen Anforderungen an das Tastgefühl
- mit besonderen Anforderungen an die Fingerfertigkeit
- mit besonderen Anforderungen an die körperliche Geschicklichkeit
- mit besonderen [ständigen] Anforderungen an Dreh- oder Kurbelbewegungen
- mit besonderen [ständigen] Belastungen der linken/rechten Hüfte [Häufigkeit differenzieren !]
- mit besonderen [ständigen] Belastungen der linken/rechten Schulter [Häufigkeit differenzieren !]
- mit besonderen [ständigen] Belastungen des linken/rechten Armes [Häufigkeit differenzieren !]
- mit besonderen [ständigen] Belastungen des linken/rechten Beines [Häufigkeit differenzieren !]
- mit besonderen [ständigen] Belastungen des linken/rechten Handgelenkes [Häufigkeit differenzieren !]
- mit besonderen [ständigen] Belastungen des linken/rechten Knies [Häufigkeit differenzieren !]
- mit besonderen [ständigen] Belastungen des linken/rechten Knies [Häufigkeit differenzieren !]
- mit erforderlicher Schutzkleidung [bes. bei entsprechender Gewichtsbelastung]
- mit exzentrischen Wirbelsäulenbelastungen
- mit Fahr-/Steuer- und Überwachungstätigkeiten (G 25) [ggf. differenzieren]
- mit häufigem Bücken
- mit häufigem Knien (oder Hockstellung)
- mit [häufigen] Rotationsbewegungen des Kopfes
- mit Personenbeförderung
- mit ständigem Kraftfluß über die Arme
- mit Überkopfarbeiten
- mit überwiegendem [ausschließlichem, zeitweisem] Stehen
- mit Vibrationen folgender Körperteile: .... [differenzierte Angabe erforderlich]

- **Erkrankungen des Mundraumes**

  → *Siehe auch Nasen-/Rachenerkrankungen*

  Nicht geeignet für Arbeiten/Tätigkeiten
  - die intakten Geschmackssinn erfordern
  - mit Atemschutzmasken/-geräten (G 26 / H 7) [angeben, ob Gruppe I / II / III]
  - mit atemwegsreizenden Substanzen (G 23) [Luftschadstoffe = Gase, Dämpfe, Rauche, Stäube, Aerosole; entsprechend differenzieren]
  - mit normalem Sprachvermögen
  - mit Publikumsverkehr
  - mit Schweißrauchen (G 39 / H 3)
  - mit Taucharbeiten

- **Farbensehen, gestörtes**

  → *Siehe auch Augenerkrankungen*

  Zusätzlich/besonders nicht geeignet für Arbeiten/Tätigkeiten
  - die [volle] Farbtüchtigkeit erfordern (Farbdifferenzierung)
  - mit Personenbeförderung [bei Anomaliequotient Rotschwäche > 0,5 - augenärztliche Untersuchung mit Anomaloskop erforderlich]
  - nach Strahlenschutzverordnung

- **Felty-Syndrom**

  → *Siehe Polyarthritis*

- **Fettleber 2. Grades**

  → *Siehe auch Lebererkrankungen*

  Zusätzlich/besonders nicht geeignet für Arbeiten/Tätigkeiten
  - mit häufigem Bücken
  - mit häufigen Temperaturschwankungen/-wechsel
  - mit Heben und/oder Tragen von schweren Lasten (ohne mechanische Hilfsmittel oder in unergonomischer Haltung) [Häufigkeit differenzieren !]
  - mit Methanol (G 10)
  - mit Monochlormethan (Methylchlorid) (G 28)
  - mit [regelmäßigen] Nachtschichten (*Anmerkung:* Im öffentlichen Dienst als "durchgehende Wechselschicht" bezeichnet) [ggf. Anzahl/Begrenzung angeben, z.B. nur gelegentlich bei personellen Engpässen als Urlaubs-/Krankheitsvertretung]
  - mit Nässe/Kälte/Zugluft
  - mit Pflanzenschutzmitteln (H 2)
  - mit starker Geruchsbelästigung
  - mit überwiegendem Stehen

- mit Vibrationen des Körpers (Ganzkörpervibrationen)
- mit Zeitdruck (z.B. Fließband oder Akkord)

- **Fettleber 3. Grades**

  → *Siehe Leberzirrhose*

- **Gastritis, chronische**

  → *Siehe Magen-Darm-Erkrankungen*

- **Gastroenteritische Erkrankungen**

  → *Siehe Magen-Darm-Erkrankungen*

- **Gefäßerkrankungen (Angioneurose, Endangiitis, Arteriosklerose)**

  → *Siehe auch Durchblutungsstörungen, arterielle/venöse*

  → *Siehe auch Endangitis*

  → *Siehe auch Postthrombotisches Syndrom*

  → *Siehe auch Varikosis*

  Nicht geeignet für Arbeiten/Tätigkeiten
  - an Hitzearbeitsplätzen (G 30)
  - in ungeheizten Räumen
  - mit Arsen oder seine Verbindungen (G 16)
  - mit Baumarbeiten (H 9)
  - mit besonderer Kälteeinwirkung (G 21)
  - mit Blei oder seine Verbindungen (G 2)
  - mit erforderlicher körperlicher Dauerbelastung
  - mit erforderlicher Schutzkleidung [bes. bei entsprechender Gewichtsbelastung]
  - mit Fliegertauglichkeit
  - mit Forstarbeiten (H 8)
  - mit Halten/Greifen von leichten/mittelschweren/schweren Lasten (insbes. in unergonomischer Haltung) [Schweregrad und Häufigkeit differenzieren !]
  - mit Kohlenmonoxid (G 7)
  - mit leichter/mittelschwerer/schwerer körperlicher Belastung [Schweregrad und Häufigkeit differenzieren !]
  - mit Schwefelkohlenstoff (G 6)
  - mit Taucharbeiten
  - mit Trichloretyhlen
  - mit Vibrationen der betroffenen Körperteile [differenzierte Angabe erforderlich]
  - mit Vinylchlorid (G 36) [bes. Raynaudsches Syndrom]

Falls betroffene(r) Körperteil(e):
- die häufiges Gehen erfordern
- die längeres Gehen erfordern
- die volle Funktionsfähigkeit beider Arme erfordern
- die volle Funktionsfähigkeit beider Beine erfordern
- die volle Funktionsfähigkeit beider Hände erfordern
- die volle Funktionsfähigkeit der linken/rechten Hand erfordern
- die volle Funktionsfähigkeit des linken/rechten Armes erfordern
- die volle Funktionsfähigkeit des linken/rechten Beines erfordern
- in Zwangshaltung
- mit besonderen Anforderungen an das Tastgefühl
- mit besonderen Anforderungen an die Fingerfertigkeit
- mit besonderen [ständigen] Anforderungen an Dreh- oder Kurbelbewegungen
- mit besonderen [ständigen] Belastungen der linken/rechten Hüfte [Häufigkeit differenzieren !]
- mit besonderen [ständigen] Belastungen der linken/rechten Schulter [Häufigkeit differenzieren !]
- mit besonderen [ständigen] Belastungen des linken/rechten Armes [Häufigkeit differenzieren !]
- mit besonderen [ständigen] Belastungen des linken/rechten Beines [Häufigkeit differenzieren !]
- mit besonderen [ständigen] Belastungen des linken/rechten Handgelenkes [Häufigkeit differenzieren !]
- mit besonderen [ständigen] Belastungen des linken/rechten Knies [Häufigkeit differenzieren !]
- mit häufigem Knien (oder Hockstellung)
- mit ständigem Kraftfluß über die Arme
- mit Vibrationen folgender Körperteile: .... [differenzierte Angabe erforderlich]

- **Geisteskrankheiten**

Gerade bei dieser Erkrankungsgruppe sind die nachstehenden Einschränkungen individuell zu treffen, da abhängig vom Stadium, Klinik und medikamentöser Behandlung (Nebenwirkungen beachten !).
Hier sollte - allein aus juristischen Gründen - eine fachärztliche = neurologisch-psychiatrische Beurteilung erfolgen.

Nicht geeignet für Arbeiten/Tätigkeiten
- an Maschinen, die nicht durch Beidhandschaltungen gesichert oder gänzlich geschlossen sind
- die Beaufsichtigung/Kontrollen von anderen Personen erfordern
- die besonders sorgfältige Arbeitsweise erfordern
- die Einordnung in ein Team erfordern
- die in Alleinarbeit ausgeführt werden müssen [Angabe, ob ggf. mit entsprechenden Überwachungssystemen möglich]
- die besonders sorgfältige Arbeitsweise erfordern
- die intellektuelle Leistungen erfordern [differenzieren: z.B. Lesen, Schreiben, Rechnen, Zeichnen]
- die Konformitätsdruck erfordern (Verhaltensvorschriften, Repräsentationsregeln, Dienstkleidung)
- in Überdruck (G 31)

- mit Anforderung von selbstständigen/eigenverantwortlichen Entscheidungen (z.B. Planen/Disponieren)
- mit besonderen Anforderungen an das Reaktionsvermögen [abhängig von eventuellen Medikamentennebenwirkungen]
- mit Anforderungen an kreative Tätigkeiten
- mit Atemschutzmasken/-geräten (G 26 / H 7) [angeben, ob Gruppe I / II / III]
- mit Baumarbeiten (H 9)
- mit besonderen Anforderungen an die Umstellungs- und Anpassungsfähigkeit
- mit Überwachung/Steuerung komplexerer Arbeitsvorgänge
- mit besonderer Anforderung an die Konzentrationsfähigkeit (= Ausdauer)
- mit besonderer nervlicher Belastung (psychovegetativer Belastung)
- mit besonderer seelischer Belastung/Anspannung
- mit besonderer Verantwortung [z.B. Alleinverantwortung, Überwachung/Führung von Mitarbeitern, für Patienten]
- mit Blei oder seine Verbindungen (G 2)
- mit Bleialkylen (G 3)
- mit [regelmäßigem] Dreischichtbetrieb (= Früh-/Spät-/Nachtschicht - *Anmerkung:* Im öffentlichen Dienst als "durchgehende Wechselschicht" bezeichnet) [ggf. Anzahl/Begrenzung angeben, z.B. nur gelegentlich bei personellen Engpässen als Urlaubs-/Krankheitsvertretung]
- mit erforderlicher körperlicher Dauerbelastung
- mit erhöhter Verletzungsgefahr
- mit Fahr-, Steuer- und Überwachungstätigkeiten (G 25)
- mit Fahr-/Steuer- und Überwachungstätigkeiten (G 25) [ggf. differenzieren]
- mit Fliegertauglichkeit
- mit Forstarbeiten (H 8)
- mit Gefahr von Augenverletzungen (= an augengefährdenden Maschinen)
- mit Gefährdung von anderen Personen
- mit Gefahrstoffen (generell)
- mit normalen geistigen Anforderungen
- mit Personenbeförderung
- mit Pflanzenschutzmitteln (H 2)
- mit Publikumsverkehr
- mit taktgebundener Arbeit (= getaktete Systeme, z.B. Fließband)
- mit Unfallgefährdung (z. B. an laufenden, unfallgefährdenden Maschinen)
- mit Zeitdruck (z.B. Fließband oder Akkord)
- nach Gesundheitsschutzbergverordnung (= Arbeiten/Tätigkeiten unter Tage)
- nach Röntgen-/Strahlenschutzverordnung
- nach Seediensttauglichkeitsverordnung (= Arbeiten/Tätigkeiten auf Schiffen)
- ohne [ständige] Beaufsichtigung (= Alleinarbeit)
- ohne sozialen Kontakt zu anderen Mitarbeitern

- **Geschlechtsorgane, chronische Infektionen**

  → *Siehe auch Syphilis*

  Nicht geeignet für Arbeiten/Tätigkeiten

  - nach Seediensttauglichkeitsverordnung (= Arbeiten/Tätigkeiten auf Schiffen) [bei Frauen]

- **Geschlechtsorgane, Geschwülste - auch gutartig**

  Nicht geeignet für Arbeiten/Tätigkeiten

  - nach Seediensttauglichkeitsverordnung (= Arbeiten/Tätigkeiten auf Schiffen) [bei Frauen, wenn mit behandlungsbedürftigen Komplikationen zu rechnen ist]

- **Gicht**

  → *Siehe auch Stoffwechselerkrankungen, chronische*

  → *Siehe auch Polyarthritis (bei multiplem artikulärem Befall)*

  Zusätzlich/besonders nicht geeignet für Arbeiten/Tätigkeiten

  - mit Bleialkylen (G 3)

- **Glaukom**

  → *Siehe auch Augenerkrankungen*

  Zusätzlich/besonders nicht geeignet für Arbeiten/Tätigkeiten

  - an Hitzearbeitsplätzen (G 30)
  - die räumliche Orientierungsfähigkeit erfordern
  - mit besonderer Anforderung an das Dämmerungssehen (bei Dunkelheit/Nacht) [wenn eine entsprechende Rhythmik gegeben ist]
  - mit mittelschwerer/schwerer körperlicher Belastung [Schweregrad und Häufigkeit differenzieren !]
  - mit Reisen/Aufenthalten mit besonderen klimatischen/gesundheitlichen Belastungen (= Tropenregionen) (G 35)

- **Gleichgewichsstörungen**

  → *Siehe Schwindel*

- **Gliedmaßenveränderungen/-missbildungen/Fehlen von Gliedmaßen**

  → Siehe auch Erkrankungen des Bewegungsapparates

  Nicht geeignet für Arbeiten/Tätigkeiten

  - in Überdruck (G 31)
  - mit Absturzgefahr (G 41) (= die Schwindelfreiheit erfordern, d.h. keine Arbeiten/Tätigkeiten auf Gerüsten oder Leitern über 2 m Höhe, nach Behinderung)
  - mit Baumarbeiten (H 9)
  - mit erforderlicher körperlicher Dauerbelastung
  - mit Fliegertauglichkeit
  - mit Forstarbeiten (H 8) [falls erforderliche Schutzausrüstung nicht getragen werden kann]
  - mit Halten/Greifen von leichten/mittelschweren/schweren Lasten (insbes. in unergonomischer Haltung) [Schweregrad und Häufigkeit differenzieren !]
  - mit leichter/mittelschweren/schweren körperlicher Belastung [Schweregrad und Häufigkeit differenzieren !]
  - mit Pflanzenschutzmitteln (H 2) [falls erforderliche Schutzausrüstung nicht getragen werden kann]
  - mit Taucharbeiten
  - nach Gesundheitsschutzbergverordnung (= Arbeiten/Tätigkeiten unter Tage)
  - nach Seediensttauglichkeitsverordnung (= Arbeiten auf Schiffen)
  - nach Strahlenschutzverordnung

  Falls betroffene(r) Körperteil(e):

  - die das Zusammenwirken beider Füße erfordern
  - die das Zusammenwirken beider Hände erfordern
  - die das Zusammenwirken von Händen und Füßen erfordern
  - die Greifraum von über 50 cm erfordern
  - die häufige Kniebeugen erfordern
  - die häufiges Gehen erfordern
  - die häufiges Treppen- oder Leitersteigen erfordern
  - die im Liegen ausgeführt werden müssen
  - die längeres Gehen erfordern
  - die volle Funktionsfähigkeit beider Arme erfordern
  - die volle Funktionsfähigkeit beider Beine erfordern
  - die volle Funktionsfähigkeit beider Hände erfordern
  - die volle Funktionsfähigkeit der linken/rechten Hand erfordern
  - die volle Funktionsfähigkeit des linken/rechten Armes erfordern
  - die volle Funktionsfähigkeit des linken/rechten Beines erfordern
  - mit besonderen Anforderungen an das Reaktionsvermögen
  - mit besonderen Anforderungen an das Tastgefühl
  - mit besonderen Anforderungen an die Fingerfertigkeit
  - mit besonderen [ständigen] Anforderungen an Dreh- oder Kurbelbewegungen
  - mit besonderen [ständigen] Belastungen der linken/rechten Hüfte [Häufigkeit differenzieren !]
  - mit besonderen [ständigen] Belastungen der linken/rechten Schulter [Häufigkeit differenzieren !]

- mit besonderen [ständigen] Belastungen des linken/rechten Armes [Häufigkeit differenzieren !]
- mit besonderen [ständigen] Belastungen des linken/rechten Beines [Häufigkeit differenzieren !]
- mit besonderen [ständigen] Belastungen des linken/rechten Handgelenkes [Häufigkeit differenzieren !]
- mit besonderen [ständigen] Belastungen des linken/rechten Knies [Häufigkeit differenzieren !]
- mit erforderlicher Schutzkleidung [bes. bei entsprechender Gewichtsbelastung]
- mit Fahr-/Steuer- und Überwachungstätigkeiten (G 25) [ggf. differenzieren]
- mit häufigem Knien (oder Hockstellung)
- mit Personenbeförderung
- mit ständigem Kraftfluß über die Arme
- mit überwiegendem [ausschließlichem, zeitweisem] Stehen

- **Gravidität**

  → *Siehe Schwangerschaft*

- **Hämochromatose**

  → *Siehe auch Bluterkrankungen*

  - Bei Arthralgien/Arthritiden: → Siehe Polyarthritis
  - Bei Leberschädigung: → Siehe Lebererkrankungen

- **Hämophilie**

  → *Siehe auch Bluterkrankungen*

  - Bei Gelenkbeteiligung: → *Siehe auch Spondylitis ankylans*

<u>Nicht geeignet für Arbeiten/Tätigkeiten</u>
- in Überdruck (G 31)
- mit Baumarbeiten (H 9)
- mit erforderlicher körperlicher Dauerbelastung
- mit erhöhter Verletzungsgefahr
- mit Fliegertauglichkeit
- mit Forstarbeiten (H 8)
- mit Gefahr von Augenverletzungen (= an augengefährdenden Maschinen)
- mit mittelschwerer/schwerer körperlicher Belastung [Schweregrad und Häufigkeit differenzieren !]
- mit Pflanzenschutzmitteln (H 2)
- mit Taucharbeiten
- mit Unfallgefährdung (z. B. an laufenden, unfallgefährdenden Maschinen)
- nach Gesundheitsschutzbergverordnung (= Arbeiten/Tätigkeiten unter Tage)n
- nach Seediensttauglichkeitsverordnung (= Arbeiten auf Schiffen)

- **Halswirbelsäulenerkrankungen**

  → *Siehe auch Wirbelsäulenerkrankungen*

  → *Siehe auch Spondylitis ankylans*

  Zusätzlich/besonders nicht geeignet für Arbeiten/Tätigkeiten
  - mit [häufigen] Rotationsbewegungen des Kopfes
  - mit mit ständigem Kraftfluß über die Arme
  - mit Überkopfarbeiten

- **Hauterkrankungen**

  → *Siehe auch Ekzeme (allergisch, degenerativ)*

  → *Siehe auch Hautkrebs*

  → *Siehe auch Landmannshaut*

  → *Siehe auch Porphyria cutanea tarda*

  → *Siehe auch Psoriasis*

  → *Siehe auch Seemannshaut*

  → *Siehe auch Seborrhoe*

  Nicht geeignet für Arbeiten/Tätigkeiten
  - im Bereich Biotechnologie (G 43) [wenn Schutzfunktion der Haut beeinträchtigt oder Dekontamination der Haut erschwert]
  - in feuchtem Klima
  - in Kompostieranlagen (H 10)
  - mit allergieauslösenden Substanzen [differenzieren: Substanz(en) angeben! z.B. Chrom, Nickel]
  - mit Baumarbeiten (H 9) [bei entsprechenden Allergien]
  - mit besonderen Anforderungen an das Reaktionsvermögen [abhängig von eventuellen Medikamentennebenwirkungen]
  - mit besonderer Anforderung an die Haut
  - mit Chrom-VI-Verbindungen (G 15) [insbesondere bei Rhagadenbildungen]
  - mit Forstarbeiten (H 8) [bei entsprechenden Allergien]
  - mit hautreizenden/hautbelastenden Stoffen (G 24) [ggf. differenzieren: z.B. mit Kühlmittelemulsionen, Öl, Gummimaterialien, Kunstharzen]
  - mit Nassarbeiten [ständig, überwiegend - entsprechend differenzieren]
  - mit Nickel oder seine Verbindungen (G 38)
  - mit Pflanzenschutzmitteln (H 2)
  - mit Reisen/Aufenthalten mit besonderen klimatischen/gesundheitlichen Belastungen (= Tropenregionen) (G 35)
  - mit Stoffen, die Hautkrebs hervorrufen können oder zur Krebsbildung neigende Hautveränderungen hervorrufen (G 4)
  - mit Styrol (G 45) [bei Lokalisation im Kopfbereich]
  - mit vermehrter Sonnenbestrahlung [in Abhängigkeit von der Erkrankung]
  - mit Vinylchlorid (G 36) [Sklerodermie]
  - nach Gesundheitsschutzbergverordnung (= Arbeiten/Tätigkeiten unter Tage)

- nach Seediensttauglichkeitsverordnung (= Arbeiten/Tätigkeiten auf Schiffen) [so weit diese ständige ärztliche Überwachung erfordern]
- nach Strahlenschutzverordnung

Bei Erkrankung der Hände:

Nicht geeignet für Arbeiten/Tätigkeiten
- im Lebensmittelbereich
- mit Tragen von Handschuhen [differenzieren: Lederhandschuhe, Kunststoffhandschuhe, Latexhandschuhe, gepuderte Handschuhe; ggf. mit Zeitbegrenzung]

Bei Mykosen oder Intertrigo:

Nicht geeignet für Arbeiten/Tätigkeiten
- an Hitzearbeitsplätzen (G 30)

Falls entsprechende Hautpartien betroffen:

Nicht geeignet für Arbeiten/Tätigkeiten
- die Tragen einer Schutzbrille erfordern
- mit Atemschutzmasken/-geräten (G 26 / H 7) [angeben, ob Gruppe I / II / III]
- mit erforderlicher Schutzkleidung [bes. bei entsprechender Gewichtsbelastung]
- mit Nassarbeiten [ständig, überwiegend - entsprechend differenzieren]

- **Hautkrebs (Zustand nach)**

→ *Siehe auch Hauterkrankungen*

Zusätzlich/besonders nicht geeignet für Arbeiten/Tätigkeiten
- mit Stoffen, die Hautkrebs hervorrufen können oder zur Krebsbildung neigende Hautveränderungen hervorrufen (G 4)
- mit vermehrter Sonnenbestrahlung

- **Hepatitis, chronisch persistierend**

→ *Siehe Fettleber 2. Grades*

- **Hepatitis, progredient**

→ *Siehe Leberzirrhose*

- **Hepatose**

→ *Siehe Fettleber 2. Grades*

• Hernien

<u>Hinweis:</u> Nach erfolgter Operation muss je nach Lokalisation und Ausdehnung der Hernie eine ausreichend lange Schonzeit (sog. Zeitraum der „Heilungsbewährung“) beachtet werden = Einschränkungen gelten für eine befristete Zeit!

<u>Nicht geeignet für Arbeiten/Tätigkeiten</u>
- in Überdruck (G 31)
- in Zwangshaltung
- mit Atemschutzmasken/-geräten (G 26 / H 7) [angeben, ob Gruppe I / II / III]
- mit Baumarbeiten (H 9)
- mit Fliegertauglichkeit
- mit häufigem Bücken
- mit Heben und/oder Tragen von leichten/mittelschweren/schweren Lasten (ohne mechanische Hilfsmittel oder in unergonomischer Haltung) [Schweregrad und Häufigkeit differenzieren !]
- mit [häufigen] Rotationsbewegungen des Körpers
- mit leichter/mittelschweren/schweren körperlicher Belastung [Schweregrad und Häufigkeit differenzieren !]
- mit Forstarbeiten (H 8)
- mit Taucharbeiten
- mit Überkopfarbeiten
- mit Vibrationen folgender Körperteile: .... [differenzierte Angabe erforderlich]
- nach Gesundheitsschutzbergverordnung (= Arbeiten/Tätigkeiten unter Tage)
- nach Seediensttauglichkeitsverordnung (= Arbeiten/Tätigkeiten auf Schiffen)

• Herzerkrankungen (generell)

→ *Siehe auch Bypassoperationen*

→ *Siehe auch Herzinfarkt*

→ *Siehe auch Herzinsuffizienz*

→ *Siehe auch Herzklappenfehler*

→ *Siehe auch Herz-Kreislauf-Systemerkrankungen*

→ *Siehe auch Herzschrittmacherimplantation*

→ *Siehe auch Herzrhythmusstörungen*

Die individuelle Leistungsfähigkeit sollte von einem Kardiologen beurteilt werden!

<u>Nicht geeignet für Arbeiten/Tätigkeiten</u>
- an Hitzearbeitsplätzen (G 30)
- in feuchtem Klima
- in ungeheizten Räumen
- in Zwangshaltung
- mit Atemschutzmasken/-geräten (G 26 / H 7) [angeben, ob Gruppe I / II / III]
- mit Baumarbeiten (H 9)

- mit besonderen Anforderungen an das Reaktionsvermögen [abhängig von eventuellen Medikamentennebenwirkungen]
- mit besonderer Kälteeinwirkung (G 21)
- mit erforderlicher körperlicher Dauerbelastung
- mit erforderlicher Schutzkleidung [bes. bei entsprechender Gewichtsbelastung]
- mit Erfordernis von Flugreisen (= keine Flugtauglichkeit) (G 35) [ggf. kardiologische Überprüfung/Entscheidung]
- mit Fliegertauglichkeit
- mit Fluor oder seine anorganischen Verbindungen (G 34)
- mit Forstarbeiten (H 8)
- mit häufigem Bücken
- mit Heben und/oder Tragen von mittelschweren/schweren Lasten (ohne mechanische Hilfsmittel oder in unergonomischer Haltung) [Schweregrad und Häufigkeit differenzieren !]
- mit Isozyanaten (G 27)
- mit Kohlenmonoxid (G 7)
- mit leichter/mittelschweren/schweren körperlicher Belastung [Schweregrad und Häufigkeit differenzieren !]
- mit [regelmäßigen] Nachtschichten (= Früh-/Spät-/Nachtschicht; *Anmerkung:* Im öffentlichen Dienst als "durchgehende Wechselschicht" bezeichnet) [ggf. Anzahl/Begrenzung angeben, z.B. nur gelegentlich bei personellen Engpässen als Urlaubs-/Krankheitsvertretung]
- mit Nitroglyzerin oder Nitroglykol (G 5)
- mit Personenbeförderung
- mit Schwefelkohlenstoff (G 6)
- mit Taucharbeiten
- mit Unfallgefährdung (z. B. an laufenden, unfallgefährdenden Maschinen)
- nach Gesundheitsschutzbergverordnung (= Arbeiten unter Tage)
- nach Seediensttauglichkeitsverordnung (= Arbeiten/Tätigkeiten auf Schiffen)

- **Herzinfarkt (Zustand nach)**

→ *Siehe auch Bypassoperationen*

→ *Siehe auch Herzerkrankungen (generell)*

→ *Siehe auch Herzrhythmusstörungen*

→ *Siehe auch PTCA*

Die individuelle Leistungsfähigkeit und die Dauer der Einschränkungen sollte in Abhängigkeit der Symptomatik von einem Kardiologen beurteilt werden!
Dies ist insbesondere vom Restleistungsvermögen abhängig (Zustand nach PTCA mit/ohne Stent, Bypassoperation).
Teilweise sind auch befristete Einschränkungen sinnvoll (z.B. Flugtauglichkeit).

Zusätzlich/besonders nicht geeignet für Arbeiten/Tätigkeiten

- in Überdruck (G 31)
- in Zwangshaltung
- mit Absturzgefahr (G 41) (= die Schwindelfreiheit erfordern, d.h. keine Arbeiten/Tätigkeiten auf Gerüsten oder Leitern über 2 m Höhe)

- mit Atemschutzmasken/-geräten (G 26 / H 7) [angeben, ob Gruppe I / II / III]
- mit besonderen Anforderungen an das Reaktionsvermögen [unter Umständen abhängig von eventuellen Medikamentennebenwirkungen]
- mit besonderer nervlicher Belastung (psychovegetativer Belastung)
- mit besonderer seelischer Belastung/Anspannung
- mit dauerndem oder kurzfristigem Wechsel der Arbeitszeiten [wenn keine ausreichende Arbeitspause gegeben ist]
- mit [regelmäßigem] Dreischichtbetrieb (= Früh-/Spät-/Nachtschicht - *Anmerkung:* Im öffentlichen Dienst als "durchgehende Wechselschicht" bezeichnet) [ggf. Anzahl/Begrenzung angeben, z.B. nur gelegentlich bei personellen Engpässen als Urlaubs-/Krankheitsvertretung]
- mit erforderlicher körperlicher Dauerbelastung
- mit Erfordernis von Flugreisen (= keine Flugtauglichkeit) (G 35)[für bestimmte Zeit nach Infarktereignis, ggf. kardiologische Überprüfung/Entscheidung]
- mit Halten/Greifen von leichten/mittelschweren/schweren Lasten (insbes. in unergonomischer Haltung) [Schweregrad und Häufigkeit differenzieren !]
- mit häufigem Bücken
- mit Heben und/oder Tragen von leichten/mittelschweren/schweren Lasten (ohne mechanische Hilfsmittel oder in unergonomischer Haltung) [Schweregrad und Häufigkeit differenzieren !]
- mit leichter/mittelschwerer/schwerer körperlicher Belastung [Schweregrad und Häufigkeit differenzieren !]
- mit taktgebundener Arbeit (= getaktete Systeme, z.B. Fließband)
- mit Taucharbeiten
- mit Zeitdruck (z.B. Fließband oder Akkord)
- mit zusätzlichem Bereitschaftsdienst (nachts, Wochenende) [ggf. Anzahl/Begrenzung angeben, z.B. nur gelegentlich bei personellen Engpässen als Urlaubs-/Krankheitsvertretung]

• Herzinsuffizienz, manifeste

→ Siehe auch Herzerkrankungen (generell)

Die jeweiligen Einschränkungen hängen vom Stadium und davon ab, inwieweit die Herzinsuffizienz kompensiert ist.

Die individuelle Leistungsfähigkeit sollte von einem Kardiologen beurteilt werden!

<u>Nicht geeignet für Arbeiten/Tätigkeiten</u>
- an Hitzearbeitsplätzen (G 30)
- mit dauerndem oder kurzfristigem Wechsel der Arbeitszeiten [wenn keine ausreichende Arbeitspause gegeben ist]
- mit Erfordernis von Flugreisen (= keine Flugtauglichkeit) (G 35)[für bestimmte Zeit nach Infarktereignis, ggf. kardiologische Überprüfung/Entscheidung]
- mit Halten/Greifen von mittelschweren Lasten (insbes. in unergonomischer Haltung) [Schweregrad und Häufigkeit differenzieren !]
- mit Heben und/oder Tragen von mittelschweren Lasten (ohne mechanische Hilfsmittel oder in unergonomischer Haltung) [Schweregrad und Häufigkeit differenzieren !]
- mit mittelschweren körperlicher Belastung [Schweregrad und Häufigkeit differenzieren !]
- mit Schweißrauchen (G 39 / H 3)
- mit silikogenem/asbesthaltigem Staub (G 1.1 / G 1.2 / H 4)

- mit Zeitdruck (z.B. Fließband oder Akkord)
- mit zusätzlichem Bereitschaftsdienst (nachts, Wochenende) [ggf. Anzahl/Begrenzung angeben, z.B. nur gelegentlich bei personellen Engpässen als Urlaubs-/Krankheitsvertretung]
- nach Röntgen-/Strahlenschutzverordnung

- **Herzklappenfehler**

  → *Siehe Herzerkrankungen (generell)*

  → *Siehe Herzinsuffizienz, manifeste*

- **Herz-Kreislauf-Systemerkrankungen**

  → *Siehe auch Herzerkrankungen (generell)*

  → *Siehe auch Hypertonie*

  → *Siehe auch Hypotonie*

<u>Zusätzlich/besonders nicht geeignet für Arbeiten/Tätigkeiten</u>

- an Hitzearbeitsplätzen (G 30)
- in feuchtem Klima
- in Überdruck (G 31)
- mit Absturzgefahr (G 41) (= die Schwindelfreiheit erfordern, d.h. keine Arbeiten/Tätigkeiten auf Gerüsten oder Leitern über 2 m Höhe)
- mit Atemschutzmasken/-geräten (G 26 / H 7) [angeben, ob Gruppe I / II / III]
- mit Baumarbeiten (H 9)
- mit besonderen Anforderungen an das Reaktionsvermögen [abhängig von eventuellen Medikamentennebenwirkungen]
- mit Bleialkylen (G 3)
- mit besonderer Kälteeinwirkung (G 21)
- mit Fliegertauglichkeit
- mit Forstarbeiten (H 8)
- mit Halten/Greifen von leichten/mittelschweren/schweren Lasten (insbes. in unergonomischer Haltung) [Schweregrad und Häufigkeit differenzieren !]
- mit Heben und/oder Tragen von leichten/mittelschweren/schweren Lasten (ohne mechanische Hilfsmittel oder in unergonomischer Haltung) [Schweregrad und Häufigkeit differenzieren !]
- mit häufigem Bücken
- mit Kohlenmonoxid (G 7)
- mit leichter/mittelschwerer/schwerer körperlicher Belastung [Schweregrad und Häufigkeit differenzieren !]
- mit [regelmäßigen] Nachtschichten (*Anmerkung:* Im öffentlichen Dienst als "durchgehende Wechselschicht" bezeichnet) [ggf. Anzahl/Begrenzung angeben, z.B. nur gelegentlich bei personellen Engpässen als Urlaubs-/Krankheitsvertretung]
- mit Nitroglyzerin oder Nitroglykol (G 5)
- mit Reisen/Aufenthalten mit besonderen klimatischen/gesundheitlichen Belastungen (= Tropenregionen) (G 35) [falls nicht ausreichend kompensiert]
- mit Schwefelkohlenstoff (G 6)

- mit Schwefelwasserstoff (G 11)
- mit silikogenem/asbesthaltigem Staub (G 1.1 / G 1.2 / H 4)
- mit Taucharbeiten
- mit Trichloretyhlen
- nach Gesundheitsschutzbergverordnung (= Arbeiten unter Tage)
- nach Röntgen-/Strahlenschutzverordnung (schwere Erkrankungen)
- nach Seediensttauglichkeitsverordnung (= Arbeiten auf Schiffen)

- **Herzrhythmusstörungen**

→ *Siehe auch Herzerkrankungen (generell)*

Die individuelle Leistungsfähigkeit sollte von einem Kardiologen beurteilt werden!

Zusätzlich/besonders nicht geeignet für Arbeiten/Tätigkeiten
- an Maschinen, die nicht durch Beidhandschaltungen gesichert oder gänzlich geschlossen sind
- mit Absturzgefahr (G 41) (= die Schwindelfreiheit erfordern, d.h. keine Arbeiten/Tätigkeiten auf Gerüsten oder Leitern über 2 m Höhe)
- mit besonderen Anforderungen an das Reaktionsvermögen [abhängig von eventuellen Medikamentennebenwirkungen]
- mit besonderer nervlicher Belastung (psychovegetativer Belastung)
- mit besonderer seelischer Belastung/Anspannung
- mit dauerndem oder kurzfristigem Wechsel der Arbeitszeiten [wenn keine ausreichende Arbeitspause gegeben ist]
- mit [regelmäßigem] Dreischichtbetrieb (= Früh-/Spät-/Nachtschicht - *Anmerkung:* Im öffentlichen Dienst als "durchgehende Wechselschicht" bezeichnet) [ggf. Anzahl/Begrenzung angeben, z.B. nur gelegentlich bei personellen Engpässen als Urlaubs-/Krankheitsvertretung]
- mit Fahr-, Steuer- und Überwachungstätigkeiten (G 25)
- mit Halten/Greifen von mittelschweren/schweren Lasten (insbes. in unergonomischer Haltung) [Schweregrad und Häufigkeit differenzieren !]
- mit Heben und/oder Tragen von mittelschweren/schweren Lasten (ohne mechanische Hilfsmittel oder in unergonomischer Haltung) [Schweregrad und Häufigkeit differenzieren !]
- mit mittelschwerer/schwerer körperlicher Belastung [Schweregrad und Häufigkeit differenzieren !]
- mit Reisen/Aufenthalten mit besonderen klimatischen/gesundheitlichen Belastungen (= Tropenregionen) (G 35) [ggf. kardiologische Überprüfung/Entscheidung]
- mit Tetrachlorethylen (Perchlorethylen) (G 17)
- mit Tetrachlormethan (Tetrachlorkohlenstoff) (G 13)
- mit Trichlorethylen (G 14)
- mit zusätzlichem Bereitschaftsdienst (nachts, Wochenende) [ggf. Anzahl/Begrenzung angeben, z.B. nur gelegentlich bei personellen Engpässen als Urlaubs-/Krankheitsvertretung]

- **Herzschrittmacherimplantation (Zustand nach)**

→ *Siehe auch Herzerkrankungen (generell)*

Die individuelle Leistungsfähigkeit sollte von einem Kardiologen beurteilt werden!

Zusätzlich/besonders nicht geeignet für Arbeiten/Tätigkeiten
- die im Liegen ausgeführt werden müssen
- in Zwangshaltung
- mit Absturzgefahr (G 41) (= die Schwindelfreiheit erfordern, d.h. keine Arbeiten/Tätigkeiten auf Gerüsten oder Leitern über 2 m Höhe)
- mit Auftreten von stärkeren elektromagnetischen Feldern
- mit besonderen [ständigen] Anforderungen an Dreh- oder Kurbelbewegungen
- mit Exposition gegenüber elektrischen, magnetischen und elektromagnetischen Feldern [abhängig vom zeitlichen Verlauf, der Frequenz und der Stärke der erzeugten elektrischen Signale]
- mit Halten/Greifen von mittelschweren/schweren Lasten (insbes. in unergonomischer Haltung) [Schweregrad und Häufigkeit differenzieren !]
- mit häufigem Bücken
- mit [häufigen] Rotationsbewegungen des Körpers
- mit Heben und/oder Tragen von mittelschweren/schweren Lasten (ohne mechanische Hilfsmittel oder in unergonomischer Haltung) [Schweregrad und Häufigkeit differenzieren !]
- mit mittelschwerer/schwerer körperlicher Belastung [Schweregrad und Häufigkeit differenzieren !]
- mit Reisen/Aufenthalten mit besonderen klimatischen/gesundheitlichen Belastungen (= Tropenregionen) (G 35)
- mit Überkopfarbeiten
- mit Überstreckung des Körpers
- mit Vibrationen des Körpers (Ganzkörpervibrationen)

- **HIV-Infektion**

→ *Siehe Immunschwäche*

- **Hörsturz**

→ *Siehe auch Innenohrerkrankungen*

→ *Siehe auch Ohrerkrankungen*

Bei dieser Erkrankung sollte die Dauer der Einschränkungen von einem HNO-Arzt beurteilt werden!

Nicht geeignet für Arbeiten/Tätigkeiten - Dauereinschränkung
- in Überdruck (G 31)

<u>Nicht geeignet für Arbeiten/Tätigkeiten - Zeitliche Einschränkungen</u> (in Abhängigkeit vom Schweregrad und der Dauer der Symptomatik)
- im Lärmbereich (über 85 dBA) (G 20 / H 1))
- in ungeheizten Räumen
- mit besonderen Anforderungen an das Reaktionsvermögen [abhängig von eventuellen Medikamentennebenwirkungen]
- mit besonderer Kälteeinwirkung (G 21)
- mit besonderer nervlicher Belastung (psychovegetativer Belastung)
- mit besonderer seelischer Belastung/Anspannung
- mit [regelmäßigem] Dreischichtbetrieb (= Früh-/Spät-/Nachtschicht - *Anmerkung:* Im öffentlichen Dienst als "durchgehende Wechselschicht" bezeichnet) [ggf. Anzahl/Begrenzung angeben, z.B. nur gelegentlich bei personellen Engpässen als Urlaubs-/Krankheitsvertretung]
- mit häufigen Temperaturschwankungen/-wechsel
- mit leichter/mittelschwerer/schwerer körperlicher Belastung [Schweregrad und Häufigkeit differenzieren !]
- mit wechselnden Umgebungseinflüssen (innen/außen)
- mit Zeitdruck (z.B. Fließband oder Akkord)
- mit zusätzlichem Bereitschaftsdienst (nachts, Wochenende) [ggf. Anzahl/Begrenzung angeben, z.B. nur gelegentlich bei personellen Engpässen als Urlaubs-/ Krankheitsvertretung]

• Hyperkeratosen

→ Siehe auch Hauterkrankungen

<u>Zusätzlich/besonders nicht geeignet für Arbeiten/Tätigkeiten</u>
- mit Arsen oder seine Verbindungen (G 16)

• Hyperparathyreoidismus (stärkere Störungen)

→ Siehe Endokrine Erkrankungen

• Hyperthyreose

→ Siehe auch Endokrine Erkrankungen

<u>Zusätzlich/besonders nicht geeignet für Arbeiten/Tätigkeiten</u>
- an Hitzearbeitsplätzen (G 30)
- mit Blei oder seine Verbindungen (G 2)
- mit Kohlenmonoxid (G 7)
- mit Quecksilber oder seine Verbindungen (G 9)
- nach Strahlenschutzverordnung

- **Hypertonie, fixierte**

  → *Siehe auch Herz-Kreislauf-Systemerkrankungen*

  Zusätzlich/besonders nicht geeignet für Arbeiten/Tätigkeiten
  - im Lärmbereich (über 85 dBA) (G 20 / H 1)
  - mit besonderen Anforderungen an das Reaktionsvermögen [abhängig von eventuellen Medikamentennebenwirkungen]
  - mit besonderer nervlicher Belastung (psychovegetativer Belastung)
  - mit besonderer seelischer Belastung/Anspannung
  - mit Blei oder seine Verbindungen (G 2)
  - mit [regelmäßigem] Dreischichtbetrieb (= Früh-/Spät-/Nachtschicht - *Anmerkung:* Im öffentlichen Dienst als "durchgehende Wechselschicht" bezeichnet) [ggf. Anzahl/Begrenzung angeben, z.B. nur gelegentlich bei personellen Engpässen als Urlaubs-/Krankheitsvertretung; *Anmerkung:* Eine medikamentös gut eingestellte Hypertonie schließt einen Dreischichteinsatz nicht unbedingt aus.]
  - mit erforderlicher körperlicher Dauerbelastung
  - mit Erfordernis von Flugreisen (= keine Flugtauglichkeit) (G 35)
  - mit Fahr-/Steuer- und Überwachungstätigkeiten (G 25) [ggf. differenzieren]
  - mit Heben und/oder Tragen von mittelschweren/schweren Lasten (ohne mechanische Hilfsmittel oder in unergonomischer Haltung) [Schweregrad und Häufigkeit differenzieren !]
  - mit mittelschwerer/schwerer körperlicher Belastung [Schweregrad und Häufigkeit differenzieren !]
  - mit Personenbeförderung
  - mit Zeitdruck (z.B. Fließband oder Akkord)

- **Hypotonie (rezidivierend, schwer einstellbar)**

  → *Siehe auch Herz-Kreislauf-Systemerkrankungen*

  Zusätzlich/besonders nicht geeignet für Arbeiten/Tätigkeiten
  - an Maschinen, die nicht durch Beidhandschaltungen gesichert oder gänzlich geschlossen sind
  - im Lärmbereich (über 85 dBA) (G 20 / H 1)
  - mit dauerndem oder kurzfristigem Wechsel der Arbeitszeiten [wenn keine ausreichende Arbeitspause gegeben ist]
  - mit besonderen Anforderungen an das Reaktionsvermögen
  - mit [regelmäßigem] Dreischichtbetrieb (= Früh-/Spät-/Nachtschicht - *Anmerkung:* Im öffentlichen Dienst als "durchgehende Wechselschicht" bezeichnet) [ggf. Anzahl/Begrenzung angeben, z.B. nur gelegentlich bei personellen Engpässen als Urlaubs-/Krankheitsvertretung]
  - mit erforderlicher körperlicher Dauerbelastung
  - mit Erfordernis von Flugreisen (= keine Flugtauglichkeit)
  - mit Fahr-/Steuer- und Überwachungstätigkeiten (G 25) [ggf. differenzieren]
  - mit häufigen Temperaturschwankungen/-wechsel
  - mit Kälte
  - mit Personenbeförderung
  - mit starker Geruchsbelästigung
  - mit überwiegendem [ausschließlichem] Stehen
  - mit Unfallgefährdung (z. B. an laufenden, unfallgefährdenden Maschinen)

- mit Zeitdruck (z.B. Fließband oder Akkord)
- mit zusätzlichem Bereitschaftsdienst (nachts, Wochenende) [ggf. Anzahl/Begrenzung angeben, z.B. nur gelegentlich bei personellen Engpässen als Urlaubs-/Krankheitsvertretung]

• Ichthyose

→ *Siehe auch Hauterkrankungen*

Zusätzlich/besonders nicht geeignet für Arbeiten/Tätigkeiten

- mit Stoffen, die Hautkrebs hervorrufen können oder zur Krebsbildung neigende Hautveränderungen hervorrufen (G 4)

• Immunschwäche

Nicht geeignet für Arbeiten/Tätigkeiten

- auf Infektionsstationen
- auf Intensivstationen
- in Kompostieranlagen (H 10)
- in operativen Bereichen
- im Bereich Biotechnologie (G 43)
- mit Atemschutzmasken/-geräten (G 26 / H 7) [angeben, ob Gruppe I / II / III]
- mit besonderen Anforderungen an das Reaktionsvermögen [abhängig von eventuellen Medikamentennebenwirkungen]
- mit besonderer Anforderung an die Konzentrationsfähigkeit (= Ausdauer)
- mit besonderer seelischer Belastung/Anspannung
- mit besonderer Verantwortung [z.B. Alleinverantwortung, Überwachung/Führung von Mitarbeitern]
- mit dauerndem oder kurzfristigem Wechsel der Arbeitszeiten [wenn keine ausreichende Arbeitspause gegeben ist]
- mit [regelmäßigem] Dreischichtbetrieb (= Früh-/Spät-/Nachtschicht - *Anmerkung:* Im öffentlichen Dienst als "durchgehende Wechselschicht" bezeichnet) [ggf. Anzahl/Begrenzung angeben, z.B. nur gelegentlich bei personellen Engpässen als Urlaubs-/Krankheitsvertretung]
- mit erforderlicher körperlicher Dauerbelastung
- mit erhöhter Infektionsgefährdung (G 42) → siehe Anmerkungen!
- mit Fliegertauglichkeit
- mit Gefahrstoffen (generell)
- mit Halten/Greifen von mittelschweren/schweren Lasten (insbes. in unergonomischer Haltung) [Schweregrad und Häufigkeit differenzieren !]
- mit Heben und/oder Tragen von mittelschweren/schweren Lasten (ohne mechanische Hilfsmittel oder in unergonomischer Haltung) [Schweregrad und Häufigkeit differenzieren !]
- mit krebserzeugenden Gefahrstoffen (G 40)
- mit mittelschwerer/schwerer körperlicher Belastung [Schweregrad und Häufigkeit differenzieren !]
- mit Reisen/Aufenthalten mit besonderen klimatischen/gesundheitlichen Belastungen (= Tropenregionen) (G 35)
- mit zusätzlichem Bereitschaftsdienst (nachts, Wochenende) [ggf. Anzahl/Begrenzung angeben, z.B. nur gelegentlich bei personellen Engpässen als Urlaubs-/Krankheitsvertretung]
- nach Gesundheitsschutzbergverordnung (= Arbeiten unter Tage)

- nach Röntgen- und/oder Strahlenschutzverordnung [ggf. differenzieren]
- nach Seediensttauglichkeitsverordnung (= Arbeiten auf Schiffen)
- nach Strahlenschutzverordnung

Anmerkung: *Bei viralen Erkrankungen mit Infektiosität, also auch z.B. bei HIV können sich für bestimmte Bereiche wegen möglicher Fremdgefährdung (Infektionsmöglichkeit) zusätzliche Einschränkungen ergeben, die über die arbeitsmedizinischen Einschränkungen hinaus zu beachten sind (z.B. in operativen Bereichen, auf Infektionsstationen oder auf Intensivstationen). Für andere Bereiche sind besondere Hygienevorschriften zu beachten!*

→ *Daher unbedingt Einschaltung des zuständigen Arbeitsmediziners !*

- **Infektionen, akute bakterielle / virale**

  Nicht geeignet für Arbeiten/Tätigkeiten
  - im Bereich Biotechnologie (G 43)
  - in Überdruck (G 31)
  - mit Einschränkungen nach Infektionsschutzgesetz
  - mit erhöhter Infektionsgefährdung (G 42) [z.B. auf Infektionsabteilung] → siehe Anmerkungen!
  - mit Fliegertauglichkeit
  - nach Gesundheitsschutzbergverordnung (= Arbeiten/Tätigkeiten unter Tage)
  - nach Seediensttauglichkeitsverordnung (= Arbeiten/Tätigkeiten auf Schiffen)

- **Infektionen, chronische bakterielle / virale**

  Nicht geeignet für Arbeiten/Tätigkeiten
  - im Bereich Biotechnologie (G 43)
  - in Überdruck (G 31)
  - mit Benzol (G 8)
  - mit Einschränkungen nach Infektionsschutzgesetz
  - mit Einschränkungen nach Infektionsschutzgesetz → *siehe Anmerkungen !*
  - mit erhöhter Infektionsgefährdung (G 42) [z.B. auf Infektionsabteilung] → *siehe Anmerkungen!*
  - mit Fliegertauglichkeit
  - mit schwerer körperlicher Belastung [Häufigkeit differenzieren !]
  - nach Gesundheitsschutzbergverordnung (= Arbeiten/Tätigkeiten unter Tage)
  - nach Seediensttauglichkeitsverordnung (= Arbeiten/Tätigkeiten auf Schiffen)

  Anmerkung: *Sowohl bei bakteriellen wie auch bei viralen Erkrankungen mit Infektiosität (z.B. Campylobacter, Salmonellen, Hepatitis A, chronische Hepatitis mit positivem HBs-Ag/HBe-Ag, HCV, HIV) können sich für bestimmte Bereiche wegen möglicher Fremdgefährdung (Infektionsmöglichkeit) zusätzliche Einschränkungen ergeben, die über die arbeitsmedizinischen Einschränkungen hinaus zu beachten sind (z.B. Lebensmittelbereich, in operativen Bereichen, auf Infektionsstationen oder auf Intensivstationen). Für andere Bereiche sind besondere Hygienevorschriften zu beachten!*

  → *Daher unbedingt Einschaltung des zuständigen Arbeitsmediziners !*

- **Innenohrerkrankungen**

Nicht geeignet für Arbeiten/Tätigkeiten
- die normales Hörvermögen erfordern [wenn ein Ausgleich nicht möglich ist]
- die räumliche Orientierungsfähigkeit erfordern
- in feuchtem Klima
- im Lärmbereich (über 85 dBA) (G 20 / H 1)
- mit besonderen Anforderungen an das Hörvermögen
- mit besonderen Anforderungen an das Reaktionsvermögen [falls auf akustische Signale reagiert werden muss]
- nach Strahlenschutzverordnung [so weit nicht durch Hörgeräte behebbar]

- **Karzinomerkrankungen**

Die nachstehenden Einschränkungen sind sowohl in Abhängigkeit von der Erkrankung (Lokalisation, Stadium, Metastasen) als auch von der Therapie (Medikamente, Zystostatika, Radiatio) individuell zu treffen.

So können sich nicht nur aus der Grunderkrankung, sondern auch aus der Lokalisation von vorhandenen Metastasen zusätzliche Einschränkungen ergeben.

Auch bei Zustand nach Operationen können sich hieraus zusätzliche Einschränkungen ergeben.

Nicht geeignet für Arbeiten/Tätigkeiten
- im Bereich Biotechnologie (G 43)
- mit besonderen Anforderungen an das Reaktionsvermögen [unter anderem abhängig von eventuellen Medikamentennebenwirkungen]
- mit erforderlicher körperlicher Dauerbelastung
- mit Fliegertauglichkeit
- mit Halten/Greifen von leichten/mittelschweren/schweren Lasten (insbes. in unergonomischer Haltung) [Schweregrad und Häufigkeit differenzieren !]
- mit Heben und/oder Tragen von leichten/mittelschweren/schweren Lasten (ohne mechanische Hilfsmittel oder in unergonomischer Haltung) [Schweregrad und Häufigkeit differenzieren bzw. ggf. auch Angabe, ob keine besondere Belastung der HWS oder LWS !]
- mit krebserzeugenden Gefahrstoffen (G 40)
- mit leichter/mittelschwerer/schwerer körperlicher Belastung [Schweregrad und Häufigkeit differenzieren !]
- mit Reisen/Aufenthalten mit besonderen klimatischen/gesundheitlichen Belastungen (= Tropenregionen) (G 35)
- nach Gesundheitsschutzbergverordnung (= Arbeiten/Tätigkeiten unter Tage)
- nach Röntgen-/Strahlenschutzverordnung
- nach Seediensttauglichkeitsverordnung (= Arbeiten/Tätigkeiten auf Schiffen) [bis zur sicheren Ausheilung]

- **Klimakterische Beschwerden**

  Nicht geeignet für Arbeiten/Tätigkeiten
  - mit besonderer nervlicher Belastung (psychovegetativer Belastung)
  - mit besonderer seelischer Belastung/Anspannung
  - mit [regelmäßigem] Dreischichtbetrieb (= Früh-/Spät-/Nachtschicht - *Anmerkung:* Im öffentlichen Dienst als "durchgehende Wechselschicht" bezeichnet) [ggf. Anzahl/Begrenzung angeben, z.B. nur gelegentlich bei personellen Engpässen als Urlaubs-/Krankheitsvertretung]
  - mit erforderlicher körperlicher Dauerbelastung
  - mit mittelschwerer/schwerer körperlicher Belastung [Schweregrad und Häufigkeit differenzieren !]
  - mit zusätzlichem Bereitschaftsdienst (nachts, Wochenende) [ggf. Anzahl/Begrenzung angeben, z.B. nur gelegentlich bei personellen Engpässen als Urlaubs-/Krankheitsvertretung]
  - nach Gesundheitsschutzbergverordnung (= Arbeiten unter Tage)
  - nach Seediensttauglichkeitsverordnung (= Arbeiten auf Schiffen)

- **Knochen-/Gelenkfremdkörper**

  Nicht geeignet für Arbeiten/Tätigkeiten
  - in Überdruck (G 31)

- **Knochensystemerkrankungen, chronische**

  Nicht geeignet für Arbeiten/Tätigkeiten
  - mit Fliegertauglichkeit
  - mit Phosphor (weißer) (G 12)
  - nach Seediensttauglichkeitsverordnung (= Arbeiten/Tätigkeiten auf Schiffen)

- **Knochentuberkulose (Zustand nach)**

  Nicht geeignet für Arbeiten/Tätigkeiten
  - mit Fluor oder seine anorganischen Verbindungen (G 34)

- **Körpergröße, geringe**

  → *Siehe auch Körperschwäche, allgemeine*

  → *Siehe auch Untergewicht*

  Nicht geeignet für Arbeiten/Tätigkeiten
  - die Greifraum von über 50 cm erfordern
  - mit Baumarbeiten (H 9)
  - mit Fliegertauglichkeit
  - mit Forstarbeiten (H 8)
  - nach Seediensttauglichkeitsverordnung (= Arbeiten/Tätigkeiten auf Schiffen) [< 150 cm]

• Körperschwäche, allgemeine

→ *Siehe auch Körpergröße, geringe*

→ *Siehe auch Untergewicht*

Nicht geeignet für Arbeiten/Tätigkeiten
- an Hitzearbeitsplätzen (G 30)
- in Überdruck (G 31)
- mit Atemschutzmasken/-geräten (G 26 / H 7) [angeben, ob Gruppe I / II / III]
- mit Baumarbeiten (H 9)
- mit Blei oder seine Verbindungen (G 2)
- mit [regelmäßigem] Dreischichtbetrieb (= Früh-/Spät-/Nachtschicht - *Anmerkung:* Im öffentlichen Dienst als "durchgehende Wechselschicht" bezeichnet) [ggf. Anzahl/Begrenzung angeben, z.B. nur gelegentlich bei personellen Engpässen als Urlaubs-/Krankheitsvertretung]
- mit erforderlicher körperlicher Dauerbelastung
- mit erforderlicher Schutzkleidung [bes. bei entsprechender Gewichtsbelastung]
- mit Fliegertauglichkeit
- mit Forstarbeiten (H 8)
- mit Halten/Greifen von mittelschweren/schweren Lasten (insbes. in unergonomischer Haltung) [Schweregrad und Häufigkeit differenzieren !]
- mit Heben und/oder Tragen von mittelschweren/schweren Lasten (ohne mechanische Hilfsmittel oder in unergonomischer Haltung) [Schweregrad und Häufigkeit differenzieren !]
- mit mittelschwerer/schwerer körperlicher Belastung [Schweregrad und Häufigkeit differenzieren !]
- mit Monochlormethan (Methylchlorid) (G 28)
- mit silikogenem Staub/Asbest (G 1.1 / G 1.2 / H 4)
- mit Tetrachlorethan oder Pentachlorethan (G 18)
- mit Tetrachlormethan (Tetrachlorkohlenstoff) (G 13)
- mit Überkopfarbeiten
- nach Gesundheitsschutzbergverordnung (= Arbeiten/Tätigkeiten unter Tage)
- nach Seediensttauglichkeitsverordnung (= Arbeiten/Tätigkeiten auf Schiffen)

• Kopfschmerzen, chronisch starke

Nicht geeignet für Arbeiten/Tätigkeiten
- an Bildschirmgeräten (G 37) [ggf. maximale zeitliche Einsatzmöglichkeit angeben]
- an Hitzearbeitsplätzen (G 30)
- an Maschinen, die nicht durch Beidhandschaltungen gesichert oder gänzlich geschlossen sind
- die Tragen eines Schutzhelms erfordern
- im Lärmbereich (über 85 dBA) (G 20 / H 1)
- mit absehbarem Anfall von Überstunden
- mit Absturzgefahr (G 41) (= die Schwindelfreiheit erfordern, d.h. keine Arbeiten/Tätigkeiten auf Gerüsten oder Leitern über 2 m Höhe)
- mit Atemschutzmasken/-geräten (G 26 / H 7) [angeben, ob Gruppe I / II / III]
- mit besonderen Anforderungen an das Reaktionsvermögen [abhängig von eventuellen Medikamentennebenwirkungen]
- mit besonderer Anforderung an die Konzentrationsfähigkeit (= Ausdauer)

- mit besonderer geistiger Belastung
- mit besonderer Kälteeinwirkung (G 21)
- mit besonderer nervlicher Belastung (psychovegetativer Belastung)
- mit besonderer seelischer Belastung/Anspannung
- mit dauerndem oder kurzfristigem Wechsel der Arbeitszeiten [wenn keine ausreichende Arbeitspause gegeben ist]
- mit [regelmäßigem] Dreischichtbetrieb (= Früh-/Spät-/Nachtschicht - *Anmerkung:* Im öffentlichen Dienst als "durchgehende Wechselschicht" bezeichnet) [ggf. Anzahl/Begrenzung angeben, z.B. nur gelegentlich bei personellen Engpässen als Urlaubs-/Krankheitsvertretung]
- mit erforderlicher körperlicher Dauerbelastung
- mit Erfordernis von Flugreisen (= keine Flugtauglichkeit) (G 35)
- mit Fahr-/Steuer- und Überwachungstätigkeiten (G 25) [ggf. differenzieren]
- mit Fliegertauglichkeit
- mit Halten/Greifen von mittelschweren/schweren Lasten (insbes. in unergonomischer Haltung) [Schweregrad und Häufigkeit differenzieren !]
- mit häufigem Bücken
- mit [häufigen] Rotationsbewegungen des Kopfes
- mit [häufigen] Rotationsbewegungen des Körpers
- mit häufigen Temperaturschwankungen/-wechsel
- mit Heben und/oder Tragen von mittelschweren/schweren Lasten (ohne mechanische Hilfsmittel oder in unergonomischer Haltung) [Schweregrad und Häufigkeit differenzieren !]
- mit Kohlenmonoxid (G 7)
- mit leichter/mittelschwerer/schwerer körperlicher Belastung [Schweregrad und Häufigkeit differenzieren !]
- mit Nitroglyzerin oder Nitroglykol (G 5)
- mit Personenbeförderung
- mit Pflanzenschutzmitteln (H 2)
- mit starker Geruchsbelästigung
- mit Überkopfarbeiten
- mit überwiegendem Stehen
- mit Unfallgefährdung (z. B. an laufenden, unfallgefährdenden Maschinen)
- mit unregelmäßigen Pausen/Mahlzeiten
- mit Vibrationen des Kopfes oder der oberen Gliedmaßen
- mit Zeitdruck (z.B. Fließband oder Akkord)
- mit zusätzlichem Bereitschaftsdienst (nachts, Wochenende) [ggf. Anzahl/Begrenzung angeben, z.B. nur gelegentlich bei personellen Engpässen als Urlaubs-/Krankheitsvertretung]

• Koronare Herzkrankheit (KHK)

→ *Siehe Herzerkrankungen*

• Krampfanfälle

→ *Siehe Epilepsie*

- **Kreislaufregulationsstörungen**

  → *Siehe Hypotonie*

- **Landmannshaut**

  → *Siehe auch Hauterkrankungen*

  Zusätzlich/besonders nicht geeignet für Arbeiten/Tätigkeiten
  - mit Arsen oder seine Verbindungen (G 16)
  - mit Stoffen, die Hautkrebs hervorrufen können oder zur Krebsbildung neigende Hautveränderungen hervorrufen (G 4)
  - mit vermehrter Sonnenbestrahlung

- **Lebererkrankungen**

  → *Siehe auch Fettleber*

  → *Siehe auch Leberzirrhose*

  → *Siehe auch Porphyria cutanea tarda*

  Nicht geeignet für Arbeiten/Tätigkeiten
  - an Hitzearbeitsplätzen (G 30)
  - mit aromatischen Nitro- oder Aminoverbindungen (G 33)
  - mit Arsen oder seine Verbindungen (G 16)
  - mit Baumarbeiten (H 9)
  - mit Blei oder seine Verbindungen (G 2)
  - mit Bleialkylen (G 3)
  - mit Cadmium oder seine Verbindungen (G 32)
  - mit Einwirkung von leberschädigenden Substanzen
  - mit erforderlicher körperlicher Dauerbelastung
  - mit Fliegertauglichkeit
  - mit Forstarbeiten (H 8)
  - mit mittelschwerer/schwerer körperlicher Belastung [Schweregrad und Häufigkeit differenzieren !]
  - mit Methanol (G 10)
  - mit Monochlormethan (Methylchlorid) (G 28)
  - mit Pflanzenschutzmitteln (H 2)
  - mit Phosphor (weißer) (G 12)
  - mit Schwefelkohlenstoff (G 6)
  - mit Tetrachlorethan oder Pentachlorethan (G 18)
  - mit Tetrachlorethylen (Perchlorethylen) (G 17)
  - mit Tetrachlormethan (Tetrachlorkohlenstoff) (G 13)
  - mit Vinylchlorid (G 36)
  - nach Gesundheitsschutzbergverordnung (= Arbeiten/Tätigkeiten unter Tage)
  - nach Seediensttauglichkeitsverordnung (= Arbeiten auf Schiffen)

<u>Anmerkungen:</u> Bei viralen Erkrankungen mit Infektiosität (z.B. Hepatitis A, chronische Hepatitis mit positivem HBs-Ag/HBe-Ag) wegen möglicher Fremdgefährdung zusätzliche Einschränkung beachten:

<u>Nicht geeignet für Arbeiten/Tätigkeiten</u>
- im Lebensmittelbereich
- in operativen Bereichen
- auf Infektionsstationen
- auf Intensivstationen

Für andere Bereiche sind besondere Hygienevorschriften zu beachten!

→ Unbedingt Einschaltung des zuständigen Arbeitsmediziners!

- **Leberzirrhose**

→ Siehe auch Lebererkrankungen

<u>Zusätzlich/besonders nicht geeignet für Arbeiten/Tätigkeiten</u>
- die ungeschützt im Freien stattfinden [Regen/Nässe/Schnee, Kälte]
- mit Absturzgefahr (G 41) (= die Schwindelfreiheit erfordern, d.h. keine Arbeiten/Tätigkeiten auf Gerüsten oder Leitern über 2 m Höhe)
- mit Atemschutzmasken/-geräten (G 26 / H 7) [angeben, ob Gruppe I / II / III]
- mit besonderen Anforderungen an das Reaktionsvermögen
- mit besonderer geistiger Belastung
- mit besonderer seelischer Belastung/Anspannung
- mit [regelmäßigem] Dreischichtbetrieb (= Früh-/Spät-/Nachtschicht - *Anmerkung:* Im öffentlichen Dienst als "durchgehende Wechselschicht" bezeichnet) [ggf. Anzahl/Begrenzung angeben, z.B. nur gelegentlich bei personellen Engpässen als Urlaubs-/Krankheitsvertretung]
- mit erforderlicher körperlicher Dauerbelastung
- mit Fahr-/Steuer- und Überwachungstätigkeiten (G 25) [ggf. differenzieren]
- mit Geruchbelästigung
- mit häufigem Bücken
- mit häufigen Temperaturschwankungen/-wechsel
- mit Heben und/oder Tragen von mittelschweren Lasten (ohne mechanische Hilfsmittel oder in unergonomischer Haltung) [Häufigkeit differenzieren !]
- mit leichter/mittelschwerer/schwerer körperlicher Belastung [Schweregrad und Häufigkeit differenzieren !]
- mit Nässe/Kälte/Zugluft
- mit Personenbeförderung
- mit Reisen/Aufenthalten mit besonderen klimatischen/gesundheitlichen Belastungen (= Tropenregionen) (G 35)
- mit mittelschwerer körperlicher Belastung
- mit Taucharbeiten
- mit überwiegendem Stehen
- mit Unfallgefährdung (z. B. an laufenden, unfallgefährdenden Maschinen)
- mit unregelmäßigen Pausen/Mahlzeiten
- mit Vibrationen des Körpers (Ganzkörpervibrationen)

- mit Zeitdruck (z.B. Fließband oder Akkord)
- mit zusätzlichem Bereitschaftsdienst (nachts, Wochenende) [ggf. Anzahl/Begrenzung angeben, z.B. nur gelegentlich bei personellen Engpässen als Urlaubs-/Krankheitsvertretung]
- nach Strahlenschutzverordnung

Anmerkung: *Falls als Ursache eine chronische Hepatitis mit positivem HBs-Ag/HBe-Ag/HCV vorliegt, können sich für bestimmte Bereiche wegen möglicher Fremdgefährdung (Infektionsmöglichkeit) zusätzliche Einschränkungen ergeben, die über die arbeitsmedizinischen Einschränkungen hinaus zu beachten sind (z.B. in operativen Bereichen, auf Infektionsstationen oder auf Intensivstationen). Für andere Bereiche sind besondere Hygienevorschriften zu beachten!*

→ *Daher unbedingt Einschaltung des zuständigen Arbeitsmediziners !*

- ## Lendenwirbelsäulenerkrankungen

→ *Siehe auch Wirbelsäulenerkrankungen*

→ *Siehe auch Spondylitis ankylans*

Zusätzlich/besonders nicht geeignet für Arbeiten/Tätigkeiten
- mit exzentrischen Wirbelsäulenbelastungen
- mit Heben und/oder Tragen von leichten/mittelschweren/schweren Lasten (ohne mechanische Hilfsmittel oder in unergonomischer Haltung), die besonders die Wirbelsäule belasten [Schweregrad und Häufigkeit differenzieren !]

- ## Luftwegserkrankungen (obere, tiefere)

→ *Siehe Lungenerkrankungen*

→ *Siehe Nasennebenhöhlenerkrankungen*

→ *Siehe Nasen-/Rachenerkrankungen*

→ *Siehe Rhinitis vasomotorica*

- ## Lungenemphysem

→ *Siehe auch Lungenerkrankungen*

Zusätzlich/besonders nicht geeignet für Arbeiten/Tätigkeiten
- in Kompostieranlagen (H 10)
- mit silikogenem Staub/Asbest (G 1.1 / G 1.2 / H 4)

- ## Lungenerkrankungen

→ *Siehe auch Asthma bronchiale*

→ *Siehe auch Bronchiale Hyperreagibilität*

→ *Siehe auch Bronchiektasen*

→ *Siehe auch Bronchitis (chronische)*

→ *Siehe auch Luftwegserkrankungen*

→ *Siehe auch Lungenemphysem*

→ *Siehe auch Lungenteilentfernungen*

→ *Siehe auch Pleuraschwarten*

→ *Siehe auch Silikose*

→ *Siehe auch Staublunge*

→ *Siehe auch Tuberkulose*

mit Störungen der Lungenfunktion:

Nicht geeignet für Arbeiten/Tätigkeiten
- an Hitzearbeitsplätzen (G 30)
- in feuchtem Klima
- in Kompostieranlagen (H 10)
- in Überdruck (G 31)
- in ungeheizten Räumen
- mit Arsen oder seine Verbindungen (G 16)
- mit Atemschutzmasken/-geräten (G 26 / H 7) [angeben, ob Gruppe I / II / III]
- mit atemwegsreizenden Substanzen (G 23) [Luftschadstoffe = Gase, Dämpfe, Rauche, Stäube, Aerosole; entsprechend differenzieren]
- mit Baumarbeiten (H 9) [bei entsprechenden Allergien]
- mit besonderer Kälteeinwirkung (G 21)
- mit Bleialkylen (G 3)
- mit Cadmium oder seine Verbindungen (G 32)
- mit Chrom-VI-Verbindungen (G 15)
- mit erforderlicher körperlicher Dauerbelastung
- mit erhöhter inhalativer Allergengefahr
- mit Fliegertauglichkeit
- mit Fluor oder seine anorganischen Verbindungen (G 34)
- mit Forstarbeiten (H 8) [bei entsprechenden Allergien]
- mit Isozyanaten (G 27)
- mit mittelschwerer/schwerer körperlicher Belastung [Schweregrad und Häufigkeit differenzieren !]
- mit [regelmäßigen] Nachtschichten (= Früh-/Spät-/Nachtschicht) (*Anmerkung:* Im öffentlichen Dienst als "durchgehende Wechselschicht" bezeichnet) [ggf. Anzahl/Begrenzung angeben, z.B. nur gelegentlich bei personellen Engpässen als Urlaubs-/Krankheitsvertretung]
- mit Nickel oder seine Verbindungen (G 38)
- mit organischen Stäuben (H 6)
- mit Pflanzenschutzmitteln (H 2)
- mit Reisen/Aufenthalten mit besonderen klimatischen/gesundheitlichen Belastungen (= Tropenregionen) (G 35)
- mit Schwefelkohlenstoff (G 6)
- mit Schwefelwasserstoff (G 11)
- mit Schweißrauchen (G 39 / H 3)
- mit Taucharbeiten

- mit Vinylchlorid (G 36)
- nach Gesundheitsschutzbergverordnung (= Arbeiten/Tätigkeiten unter Tage)
- nach Seediensttauglichkeitsverordnung (= Arbeiten/Tätigkeiten auf Schiffen)
- nach Strahlenschutzverordnung (bei Einschränkungen der Lungenclearance)

• Lungenteilentfernungen

→ Siehe auch Lungenerkrankungen

Zusätzlich/besonders nicht geeignet für Arbeiten/Tätigkeiten
- mit silikogenem/asbesthaltigem Staub (G 1.1 / G 1.2 / H 4)

• Magen-Darm-Erkrankungen (akute)

→ Siehe Magen-Darm-Erkrankungen (chronische)

Die gleichen Einschränkungen gelten auch bei nach Genesung von akuten Magen-Darm-Erkrankungen (z.B. nach Abheilung eines floriden Ulkus) für eine bestimmte Genesungszeit (sog. „Heilungsbewährung“).

• Magen-Darm-Erkrankungen (chronische)

→ Siehe auch Colitis ulcerosa

Nicht geeignet für Arbeiten/Tätigkeiten
- an Hitzearbeitsplätzen (G 30)
- im Lärmbereich (über 85 dBA) (G 20 / H 1)
- in Überdruck (G 31)
- mit absehbarem Anfall von Überstunden
- mit Absturzgefahr (G 41) (= die Schwindelfreiheit erfordern, d.h. keine Arbeiten/Tätigkeiten auf Gerüsten oder Leitern über 2 m Höhe)
- mit Arsen oder seine Verbindungen (G 16)
- mit Baumarbeiten (H 9)
- mit besonderer nervlicher Belastung (psychovegetativer Belastung)
- mit besonderer seelischer Belastung/Anspannung
- mit Blei oder seine Verbindungen (G 2)
- mit Cadmium oder seine Verbindungen (G 32)
- mit dauerndem oder kurzfristigem Wechsel der Arbeitszeiten [wenn keine ausreichende Arbeitspause gegeben ist]
- mit erforderlicher körperlicher Dauerbelastung
- mit Fliegertauglichkeit
- mit Forstarbeiten (H 8)
- mit häufigem Bücken
- mit häufigen Temperaturschwankungen/-wechsel

- mit Heben und/oder Tragen von mittelschweren/schweren Lasten (ohne mechanische Hilfsmittel oder in unergonomischer Haltung) [Schweregrad und Häufigkeit differenzieren !]
- mit mittelschwerer/schwerer körperlicher Belastung [Schweregrad und Häufigkeit differenzieren !]
- mit [regelmäßigen] Nachtschichten (*Anmerkung:* Im öffentlichen Dienst als "durchgehende Wechselschicht" bezeichnet) [ggf. Anzahl/Begrenzung angeben, z.B. nur gelegentlich bei personellen Engpässen als Urlaubs-/Krankheitsvertretung]
- mit Reisen/Aufenthalten mit besonderen klimatischen/gesundheitlichen Belastungen (= Tropenregionen) (G 35)
- mit Schwefelkohlenstoff (G 6)
- mit starker Geruchsbelästigung
- mit Tetrachlorethan oder Pentachlorethan (G 18)
- mit Tetrachlorethylen (Perchlorethylen) (G 17)
- mit Tetrachlormethan (Tetrachlorkohlenstoff) (G 13)
- mit unregelmäßigen Pausen/Mahlzeiten
- mit Vibrationen des Körpers (Ganzkörpervibrationen)
- mit Zeitdruck (z.B. Fließband oder Akkord)
- mit zusätzlichem Bereitschaftsdienst (nachts, Wochenende) [ggf. Anzahl/Begrenzung angeben, z.B. nur gelegentlich bei personellen Engpässen als Urlaubs-/Krankheitsvertretung]
- nach Gesundheitsschutzbergverordnung (= Arbeiten/Tätigkeiten unter Tage)
- nach Seediensttauglichkeitsverordnung (= Arbeiten/Tätigkeiten auf Schiffen)
- nach Strahlenschutzverordnung

• Malignome

→ *Siehe Karzinomerkrankungen*

• Missbildungen (mit Einsatzbeschränkungen)

→ *Siehe Gliedmaßenveränderungen/-missbildungen/Fehlen von Gliedmaßen*

• Morbus Alzheimer

Bei dieser Erkrankung muss auf der einen Seite durch eine Auswahl der zutreffenden Einschränkungen in Abhängigkeit von der Symptomatik ein stadiengerechter Einsatz gewährleistet werden, auf der anderen soll damit aber auch erreicht werden, dass ein möglichst langer Arbeitseinsatz ermöglicht wird.

→ *Siehe auch Durchblutungsstörungen, zerebral*

→ *Siehe auch Nervensystemerkrankungen, zentrale*

Nicht geeignet für Arbeiten/Tätigkeiten

- die Beaufsichtigung/Kontrollen von anderen Personen erfordern
- die besonders sorgfältige Arbeitsweise erfordern
- die in Alleinarbeit ausgeführt werden müssen [Angabe, ob ggf. mit entsprechenden Überwachungssystemen möglich]

- die intellektuelle Leistungen erfordern [differenzieren: z.B. Lesen, Schreiben, Rechnen, Zeichnen]
- die Konformitätsdruck erfordern (Verhaltensvorschriften, Repräsentationsregeln, Dienstkleidung)
- in Überdruck (G 31)
- mit Absturzgefahr (G 41) (= die Schwindelfreiheit erfordern, d.h. keine Arbeiten auf Gerüsten oder Leitern über 2 m Höhe)
- mit Anforderung von selbstständigen/eigenverantwortlichen Entscheidungen (z.B. Planen/Disponieren)
- mit Anforderungen an kreative Tätigkeiten
- mit besonderen Anforderungen an das Reaktionsvermögen
- mit besonderer Anforderung an die Konzentrationsfähigkeit (= Ausdauer)
- mit besonderer Anforderung an die Merkfähigkeit
- mit besonderen Anforderungen an die Umstellungs- und Anpassungsfähigkeit
- mit Überwachung/Steuerung komplexerer Arbeitsvorgänge
- mit besonderer nervlicher Belastung (psychovegetativer Belastung)
- mit besonderer seelischer Belastung/Anspannung
- mit besonderer Verantwortung [z.B. Alleinverantwortung, Überwachung/Führung von Mitarbeitern, für Patienten]
- mit erforderlicher körperlicher Dauerbelastung
- mit erhöhter Infektionsgefährdung (G 42) [z.B. auf Infektionsstation]
- mit Fahr-/Steuer- und Überwachungstätigkeiten (G 25) [ggf. differenzieren]
- mit Fliegertauglichkeit
- mit Gefährdung von anderen Personen
- mit Gefahrstoffen (generell)
- mit normalen geistigen Anforderungen
- mit Personenbeförderung
- mit Publikumsverkehr
- mit Selbstüberschätzung (Risikofreudigkeit)
- mit Taucharbeiten
- mit Unfallgefährdung (z. B. an laufenden, unfallgefährdenden Maschinen)
- nach Gesundheitsschutzbergverordnung (= Arbeiten unter Tage)
- nach Röntgen- und/oder Strahlenschutzverordnung [ggf. differenzieren]
- nach Seediensttauglichkeitsverordnung (= Arbeiten auf Schiffen)
- ohne [ständige] Beaufsichtigung (= Alleinarbeit)

Morbus Bechterew

→ *Siehe Spondylitis ankylans*

Morbus Crohn

→ *Siehe Colitis ulcerosa*

- **Morbus Menière**

  → *Siehe auch Schwindel*

  Zusätzlich/besonders nicht geeignet für Arbeiten/Tätigkeiten
  - die normales Hörvermögen erfordern
  - die räumliche Orientierungsfähigkeit erfordern
  - im Lärmbereich (über 85 dBA) (G 20 / H 1)
  - mit [häufigen] Rotationsbewegungen des Körpers

- **Morbus Raynaud**

  → *Siehe Überempfindlichkeitsreaktionen auf Kälte*

- **Nachtblindheit**

  → *Siehe auch Augenerkrankungen*

  Zusätzlich/besonders nicht geeignet für Arbeiten/Tätigkeiten
  - die räumliche Orientierungsfähigkeit erfordern
  - mit besonderer Anforderung an das Dämmerungssehen (bei Dunkelheit/Nacht)
  - mit Fahr-/Steuer- und Überwachungstätigkeiten (G 25) [ggf. differenzieren]
  - mit häufigem Wechsel zwischen hell und dunkel (schnelle Hell-/Dunkeladaption)
  - mit [regelmäßigen] Nachtschichten (*Anmerkung:* Im öffentlichen Dienst als "durchgehende Wechselschicht" bezeichnet) [ggf. Anzahl/Begrenzung angeben, z.B. nur gelegentlich bei personellen Engpässen als Urlaubs-/Krankheitsvertretung]
  - mit Personenbeförderung
  - nach Seediensttauglichkeitsverordnung (= Arbeiten/Tätigkeiten auf Schiffen) [für steuernde Tätigkeiten]

- **Nasennebenhöhlenerkrankungen (chronische)**

  → *Siehe auch Anosmie*

  → *Siehe auch Nasen-/Rachenerkrankungen*

  → *Siehe auch Rhinitis vasomotorica*

  Zusätzlich/besonders nicht geeignet für Arbeiten/Tätigkeiten
  - die intakten Geruchssinn erfordern
  - die ungeschützt im Freien stattfinden [Regen/Nässe/Schnee, Kälte]
  - in Überdruck (G 31)
  - mit häufigen Temperaturschwankungen/-wechsel
  - mit wechselnden Umgebungseinflüssen (innen/außen)
  - mit Zugluft

- **Nasen-/Rachenerkrankungen**

  → *Siehe auch Erkrankungen des Mundraumes*

  → *Siehe auch Nasennebenhöhlenerkrankungen*

  → *Siehe auch Rhinitis vasomotorica*

  Nicht geeignet für Arbeiten/Tätigkeiten
  - in feuchtem Klima
  - in Kompostieranlagen (H 10)
  - mit Atemschutzmasken/-geräten (G 26 / H 7) [angeben, ob Gruppe I / II / III]
  - mit Baumarbeiten (H 9) [bei entsprechenden Allergien]
  - mit Bleialkylen (G 3)
  - mit Buchen- oder Eichenholzstaub (G 44) [Tumorerkrankungen]
  - mit Chrom-VI-Verbindungen (G 15)
  - mit erhöhter inhalativer Allergengefahr [differenzieren: Substanz(en) angeben !]
  - mit Fliegertauglichkeit [bis zur Abheilung]
  - mit Forstarbeiten (H 8) [bei entsprechenden Allergien]
  - mit organischen Stäuben (H 6)
  - mit Pflanzenschutzmitteln (H 2)
  - mit Taucharbeiten
  - nach Gesundheitsschutzbergverordnung (= Arbeiten/Tätigkeiten unter Tage)
  - nach Seediensttauglichkeitsverordnung (= Arbeiten/Tätigkeiten auf Schiffen)
  - nach Strahlenschutzverordnung

- **Nebennierenerkrankungen (stärkere Störungen)**

  → *Siehe Endokrine Erkrankungen*

- **Nervensystemerkrankungen, peripher**

  Nicht geeignet für Arbeiten/Tätigkeiten
  - die volle Greiffähigkeit (Greiffunktion mit Festhaltefunktion) erfordern
  - in Überdruck (G 31)
  - mit aromatischen Nitro- oder Aminoverbindungen (G 33)
  - mit Arsen oder seine Verbindungen (G 16)
  - mit Atemschutzmasken/-geräten (G 26 / H 7) [angeben, ob Gruppe I / II / III]
  - mit Baumarbeiten (H 9)
  - mit Benzolhomologen (Toluol, Xylole) (G 29)
  - mit Blei oder seine Verbindungen (G 2)
  - mit Fahr-, Steuer- und Überwachungstätigkeiten (G 25)
  - mit Fliegertauglichkeit
  - mit Forstarbeiten (H 8)
  - mit Methanol (G 10)
  - mit Monochlormethan (Methylchlorid) (G 28)

- mit Pflanzenschutzmitteln (H 2)
- mit Quecksilber oder seine Verbindungen (G 9)
- mit Schwefelkohlenstoff (G 6)
- mit Schwefelwasserstoff (G 11)
- mit Styrol (G 45)
- mit Tetrachlorethan oder Pentachlorethan (G 18)
- mit Tetrachlorethylen (Perchlorethylen) (G 17)
- mit Tetrachlormethan (Tetrachlorkohlenstoff) (G 13)
- mit Trichlorethylen (G 14)
- mit Vinylchlorid (G 36)
- mit wechselnden Umgebungseinflüssen (innen/außen)
- nach Gesundheitsschutzbergverordnung (= Arbeiten/Tätigkeiten unter Tage)
- nach Seediensttauglichkeitsverordnung (= Arbeiten/Tätigkeiten auf Schiffen)
- nach Strahlenschutzverordnung

<u>Falls betroffene(r) Körperteil(e):</u>
- die das Zusammenwirken beider Füße erfordern
- die das Zusammenwirken beider Hände erfordern
- die das Zusammenwirken von Händen und Füßen erfordern
- die häufige Kniebeugen erfordern
- die häufiges Gehen erfordern
- die häufiges Treppen- oder Leitersteigen erfordern
- die im Liegen ausgeführt werden müssen
- die längeres Gehen erfordern
- die Tragen eines Schutzhelms erfordern
- die volle Funktionsfähigkeit beider Arme erfordern
- die volle Funktionsfähigkeit beider Beine erfordern
- die volle Funktionsfähigkeit der linken/rechten Hand erfordern
- die volle Funktionsfähigkeit des linken/rechten Armes erfordern
- die volle Funktionsfähigkeit des linken/rechten Beines erfordern
- mit besonderen Anforderungen an das Reaktionsvermögen
- mit besonderen Anforderungen an das Tastgefühl
- mit besonderen Anforderungen an die Fingerfertigkeit
- mit besonderen Anforderungen an die körperliche Geschicklichkeit
- mit besonderen [ständigen] Anforderungen an Dreh- oder Kurbelbewegungen
- mit besonderen [ständigen] Belastungen der linken/rechten Hüfte [Häufigkeit differenzieren !]
- mit besonderen [ständigen] Belastungen der linken/rechten Schulter [Häufigkeit differenzieren !]
- mit besonderen [ständigen] Belastungen des linken/rechten Armes [Häufigkeit differenzieren !]
- mit besonderen [ständigen] Belastungen des linken/rechten Beines [Häufigkeit differenzieren !]
- mit besonderen [ständigen] Belastungen des linken/rechten Handgelenkes [Häufigkeit differenzieren !]
- mit besonderen [ständigen] Belastungen des linken/rechten Knies [Häufigkeit differenzieren !]
- mit besonderer Anforderung an die körperliche Koordination
- mit erforderlicher Schutzkleidung [bes. bei entsprechender Gewichtsbelastung]
- mit Halten/Greifen von leichten/mittelschweren/schweren Lasten (insbes. in unergonomischer Haltung) [Schweregrad und Häufigkeit differenzieren !]

- mit häufigem Knien (oder Hockstellung)
- mit Heben und/oder Tragen von leichten/mittelschweren/schweren Lasten (ohne mechanische Hilfsmittel oder in unergonomischer Haltung) [Schweregrad und Häufigkeit differenzieren bzw. ggf. auch Angabe, ob keine besondere Belastung der HWS oder LWS !]
- mit leichter/mittelschwerer/schwerer körperlicher Belastung [Schweregrad und Häufigkeit differenzieren !]
- mit ständigem Kraftfluß über die Arme
- mit überwiegendem [ausschließlichem, zeitweisem] Stehen
- mit Vibrationen folgender Körperteile: .... [differenzierte Angabe erforderlich]

- **Nervensystemerkrankungen, zentrale**

→ *Siehe ggf. auch Durchblutungsstörungen, zerebral*

→ *Siehe auch Morbus Alzheimer*

Auch bei diesen Erkrankungen sind die nachstehenden Einschränkungen individuell zu treffen, da abhängig vom Stadium, Klinik und medikamentöser Behandlung. Hier sollte - allein aus juristischen Gründen - eine fachärztliche = neurologische Beurteilung erfolgen. (Einschränkungen können sich nicht nur aus der Grunderkrankung, sondern auch aufgrund von Medikamenten-Nebenwirkungen durch die Therapie ergeben!)

Nicht geeignet für Arbeiten/Tätigkeiten
- an Maschinen, die nicht durch Beidhandschaltungen gesichert oder gänzlich geschlossen sind
- die Beaufsichtigung/Kontrollen von anderen Personen erfordern
- die besonders sorgfältige Arbeitsweise erfordern
- die in Alleinarbeit ausgeführt werden müssen [Angabe, ob ggf. mit entsprechenden Überwachungssystemen möglich]
- in Überdruck (G 31)
- mit Absturzgefahr (G 41) (= die Schwindelfreiheit erfordern, d.h. keine Arbeiten auf Gerüsten oder Leitern über 2 m Höhe)
- mit Anforderung von selbstständigen/eigenverantwortlichen Entscheidungen (z.B. Planen/Disponieren)
- mit Atemschutzmasken/-geräten (G 26 / H 7) [angeben, ob Gruppe I / II / III]
- mit Baumarbeiten (H 9)
- mit besonderen Anforderungen an das Reaktionsvermögen [abhängig von eventuellen Medikamentennebenwirkungen]
- mit besonderen Anforderungen an die körperliche Geschicklichkeit
- mit besonderen Anforderungen an die Umstellungs- und Anpassungsfähigkeit
- mit Überwachung/Steuerung komplexerer Arbeitsvorgänge
- mit besonderer Anforderung an die Konzentrationsfähigkeit (= Ausdauer)
- mit besonderer Anforderung an die körperliche Koordination
- mit besonderer Verantwortung [z.B. Alleinverantwortung, Überwachung/Führung von Mitarbeitern, für Patienten]
- mit dauerndem oder kurzfristigem Wechsel der Arbeitszeiten [wenn keine ausreichende Arbeitspause gegeben ist]

- mit der Notwendigkeit von selbstständigen/eigenverantwortlichen Entscheidungen (z.B. Planen/Disponieren)
- mit [regelmäßigem] Dreischichtbetrieb (= Früh-/Spät-/Nachtschicht - *Anmerkung:* Im öffentlichen Dienst als "durchgehende Wechselschicht" bezeichnet) [ggf. Anzahl/Begrenzung angeben, z.B. nur gelegentlich bei personellen Engpässen als Urlaubs-/Krankheitsvertretung]
- mit erforderlicher körperlicher Dauerbelastung
- mit Fahr-/Steuer- und Überwachungstätigkeiten (G 25) [ggf. differenzieren]
- mit Fliegertauglichkeit
- mit Forstarbeiten (H 8)
- mit Gefährdung von anderen Personen
- mit Kohlenmonoxid (G 7)
- mit leichter/mittelschwerer/schwerer körperlicher Belastung [Schweregrad und Häufigkeit differenzieren !]
- mit Personenbeförderung
- mit Pflanzenschutzmitteln (H 2)
- mit Reisen/Aufenthalten mit besonderen klimatischen/gesundheitlichen Belastungen (= Tropenregionen) (G 35)
- mit Selbstüberschätzung (Risikofreudigkeit)
- mit taktgebundener Arbeit (= getaktete Systeme, z.B. Fließband)
- mit Taucharbeiten
- mit Unfallgefährdung (z. B. an laufenden, unfallgefährdenden Maschinen)
- mit Vinylchlorid (G 36)
- mit Zeitdruck (z.B. Fließband oder Akkord)
- mit zusätzlichem Bereitschaftsdienst (nachts, Wochenende) [ggf. Anzahl/Begrenzung angeben, z.B. nur gelegentlich bei personellen Engpässen als Urlaubs-/Krankheitsvertretung]
- nach Gesundheitsschutzbergverordnung (= Arbeiten unter Tage)
- nach Röntgen- und/oder Strahlenschutzverordnung [ggf. differenzieren]
- nach Seediensttauglichkeitsverordnung (= Arbeiten auf Schiffen)

• Neurosen

→ *Siehe Psychosen*

• Nierenerkrankungen, chronische

<u>Nicht geeignet für Arbeiten/Tätigkeiten</u>

- an Hitzearbeitsplätzen (G 30)
- die ungeschützt im Freien stattfinden [Regen/Nässe/Schnee, Kälte]
- in feuchtem Klima
- in Überdruck (G 31)
- in ungeheizten Räumen
- mit aromatischen Nitro- oder Aminoverbindungen (G 33)
- mit Arsen oder seine Verbindungen (G 16)
- mit Baumarbeiten (H 9)
- mit besonderer Kälteeinwirkung (G 21)

- mit Blei oder seine Verbindungen (G 2)
- mit Bleialkylen (G 3)
- mit Cadmium oder seine Verbindungen (G 32)
- mit Einwirkung von nierenschädigenden Substanzen
- mit Fahr-/Steuer- und Überwachungstätigkeiten (G 25) [ggf. differenzieren]
- mit Fliegertauglichkeit
- mit Forstarbeiten (H 8)
- mit häufigen Temperaturschwankungen/-wechsel
- mit Methanol (G 10)
- mit mittelschwerer/schwerer körperlicher Belastung [Schweregrad und Häufigkeit differenzieren !]
- mit Monochlormethan (Methylchlorid) (G 28)
- mit Pflanzenschutzmitteln (H 2)
- mit Phosphor (weißer) (G 12)
- mit Quecksilber oder seine Verbindungen (G 9)
- mit Reisen/Aufenthalten mit besonderen klimatischen/gesundheitlichen Belastungen (= Tropenregionen) (G 35)
- mit Schwefelkohlenstoff (G 6)
- mit Taucharbeiten
- mit Tetrachlorethan oder Pentachlorethan (G 18)
- mit Tetrachlorethylen (Perchlorethylen) (G 17)
- mit Tetrachlormethan (Tetrachlorkohlenstoff) (G 13)
- mit Trichloretyhlen
- mit wechselnden Umgebungseinflüssen (innen/außen)
- mit Zugluft
- nach Gesundheitsschutzbergverordnung (= Arbeiten/Tätigkeiten unter Tage)
- nach Seediensttauglichkeitsverordnung (= Arbeiten/Tätigkeiten auf Schiffen) [auch Steinleiden]
- nach Strahlenschutzverordnung [bei Niereninsuffizienz]

Anmerkung: Auch bei Zustand nach Nierentransplantation können die obigen Einschränkungen zum Teil für eine befristete Zeit in Abhängigkeit von der aktuellen Situation noch Gültigkeit besitzen (z.B. mit Reisen/Aufenthalten mit besonderen klimatischen/gesundheitlichen Belastungen), zum Teil gelten sie auch unverändert weiter (= auf Dauer, z.B. für alle Einschränkungen mit nierentoxischen Gefahrstoffen).

- **Nystagmus**

→ Siehe auch Augenerkrankungen

Zusätzlich/besonders nicht geeignet für Arbeiten/Tätigkeiten

- an Bildschirmgeräten (G 37) [ggf. maximale zeitliche Einsatzmöglichkeit angeben]
- die räumliches Sehen (= Stereosehen) erfordern

- **Ochronose**

  → *Siehe Spondylitis ankylans*

- **Offene Wunden**

  Nicht geeignet für Arbeiten/Tätigkeiten
  - in feuchtem Klima
  - in Kompostieranlagen (H 10)
  - in Überdruck (G 31)
  - mit Baumarbeiten (H 9)
  - mit erhöhter Infektionsgefährdung (G 42)
  - mit Forstarbeiten (H 8)
  - mit Fliegertauglichkeit
  - mit Taucharbeiten
  - nach Gesundheitsschutzbergverordnung (= Arbeiten/Tätigkeiten unter Tage)
  - nach Seediensttauglichkeitsverordnung (= Arbeiten/Tätigkeiten auf Schiffen bei Funktionsbeeinträchtigungen)
  - nach Strahlenschutzverordnung

  Falls betroffene(r) Körperteil(e):
  - die häufige Kniebeugen erfordern
  - die längeres Gehen erfordern
  - die ungeschützt im Freien stattfinden [Regen/Nässe/Schnee, Kälte]
  - die volle Funktionsfähigkeit beider Arme erfordern
  - die volle Funktionsfähigkeit beider Beine erfordern
  - die volle Funktionsfähigkeit beider Hände erfordern
  - die volle Funktionsfähigkeit der linken/rechten Hand erfordern
  - die volle Funktionsfähigkeit des linken/rechten Armes erfordern
  - die volle Funktionsfähigkeit des linken/rechten Beines erfordern
  - im Lebensmittelbereich [bes. bei offenen Wunden an den Händen]
  - in Zwangshaltung
  - mit Atemschutzmasken/-geräten (G 26 / H 7) [angeben, ob Gruppe I / II / III]
  - mit besonderen Anforderungen an das Reaktionsvermögen
  - mit besonderen [ständigen] Belastungen der linken/rechten Hüfte [Häufigkeit differenzieren !]
  - mit besonderen [ständigen] Belastungen der linken/rechten Schulter [Häufigkeit differenzieren !]
  - mit besonderen [ständigen] Belastungen des linken/rechten Armes [Häufigkeit differenzieren !]
  - mit besonderen [ständigen] Belastungen des linken/rechten Beines [Häufigkeit differenzieren !]
  - mit besonderen [ständigen] Belastungen des linken/rechten Handgelenkes [Häufigkeit differenzieren !]
  - mit besonderen [ständigen] Belastungen des linken/rechten Knies [Häufigkeit differenzieren !]
  - mit besonderer Anforderung an die Haut
  - mit erforderlicher Schutzkleidung [bes. bei entsprechender Gewichtsbelastung]
  - mit Halten/Greifen von leichten/mittelschweren/schweren Lasten (insbes. in unergonomischer Haltung) [Schweregrad und Häufigkeit differenzieren !]

- mit häufigem Bücken
- mit häufigem Knien (oder Hockstellung)
- mit [häufigen] Rotationsbewegungen des Körpers
- mit hautreizenden/hautbelastenden Stoffen (G 24) [ggf. differenzieren: z.B. mit Kühlmittelemulsionen, Öl, Gummimaterialien, Kunstharzen]
- mit Heben und/oder Tragen von leichten/mittelschweren/schweren Lasten (ohne mechanische Hilfsmittel oder in unergonomischer Haltung) [Schweregrad und Häufigkeit differenzieren !]
- mit leichter/mittelschwerer/schwerer körperlicher Belastung [Schweregrad und Häufigkeit differenzieren !]
- mit Nassarbeiten
- mit ständigem Kraftfluß über die Arme
- mit wechselnden Umgebungseinflüssen (innen/außen)
- mit wechselnder Körperhaltung

• Ohrerkrankungen

→ *Siehe auch Hörsturz*

→ *Siehe auch Innenohrerkrankungen*

<u>Nicht geeignet für Arbeiten/Tätigkeiten</u>
- an Hitzearbeitsplätzen (G 30)
- die normales Hörvermögen erfordern [wenn ein Ausgleich nicht möglich ist]
- die ungeschützt im Freien stattfinden [Regen/Nässe/Schnee, Kälte]
- in feuchtem Klima
- in Überdruck (G 31)
- in ungeheizten Räumen
- mit Atemschutzmasken/-geräten (G 26 / H 7) [angeben, ob Gruppe I / II / III]
- mit Baumarbeiten (H 9)
- mit besonderen Anforderungen an das Hörvermögen
- mit besonderer Kälteeinwirkung (G 21)
- mit Erfordernis von Flugreisen (= keine Flugtauglichkeit) [z.B. bei akuter Otitis media]
- mit Fliegertauglichkeit
- mit Forstarbeiten (H 8)
- mit häufigen Temperaturschwankungen/-wechsel
- mit Taucharbeiten
- mit wechselnden Umgebungseinflüssen (innen/außen)
- mit Zugluft
- nach Gesundheitsschutzbergverordnung (= Arbeiten/Tätigkeiten unter Tage)
- nach Seediensttauglichkeitsverordnung (= Arbeiten/Tätigkeiten auf Schiffen) [bei Funktionsbeeinträchtigungen]
- nach Strahlenschutzverordnung [bei Trommelfellperforation]

- **Otosklerose, Zustand nach Operation**

→ *Siehe Innenohrerkrankungen*

- **Pankreaserkrankungen**

<u>Nicht geeignet für Arbeiten/Tätigkeiten</u>
- an Hitzearbeitsplätzen (G 30)
- mit absehbarem Anfall von Überstunden
- mit Baumarbeiten (H 9)
- mit dauerndem oder kurzfristigem Wechsel der Arbeitszeiten [wenn keine ausreichende Arbeitspause gegeben ist]
- mit [regelmäßigem] Dreischichtbetrieb (= Früh-/Spät-/Nachtschicht - *Anmerkung:* Im öffentlichen Dienst als "durchgehende Wechselschicht" bezeichnet) [ggf. Anzahl/Begrenzung angeben, z.B. nur gelegentlich bei personellen Engpässen als Urlaubs-/Krankheitsvertretung]
- mit erforderlicher körperlicher Dauerbelastung
- mit Fliegertauglichkeit
- mit Forstarbeiten (H 8)
- mit Halten/Greifen von leichten/mittelschweren/schweren Lasten (insbes. in unergonomischer Haltung) [Schweregrad und Häufigkeit differenzieren !]
- mit Heben und/oder Tragen von leichten/mittelschweren/schweren Lasten (ohne mechanische Hilfsmittel oder in unergonomischer Haltung) [Schweregrad und Häufigkeit differenzieren !]
- mit leichter/mittelschwerer/schwerer körperlicher Belastung [Schweregrad und Häufigkeit differenzieren !]
- mit Reisen/Aufenthalten mit besonderen klimatischen/gesundheitlichen Belastungen (= Tropenregionen) (G 35)
- mit zusätzlichem Bereitschaftsdienst (nachts, Wochenende) [ggf. Anzahl/Begrenzung angeben, z.B. nur gelegentlich bei personellen Engpässen als Urlaubs-/Krankheitsvertretung]
- nach Gesundheitsschutzbergverordnung (= Arbeiten/Tätigkeiten unter Tage)
- nach Seediensttauglichkeitsverordnung (= Arbeiten/Tätigkeiten auf Schiffen)

- **Pleuraschwarten**

→ *Siehe auch Lungenerkrankungen*

<u>Zusätzlich/besonders nicht geeignet für Arbeiten/Tätigkeiten</u>
- mit mittelschwerer/schwerer körperlicher Belastung [Schweregrad und Häufigkeit differenzieren !]
- mit silikogenem/asbesthaltigem Staub (G 1.1 / G 1.2 / H 4)

- **Pneumokoniosen**

→ *Siehe Asbestose*

→ *Siehe Lungenerkrankungen*

→ *Siehe Silikose*

- **Polyarthritis, chronische**

  Nicht geeignet für Arbeiten/Tätigkeiten
  - an Hitzearbeitsplätzen (G 30)
  - die ungeschützt im Freien stattfinden [Regen/Nässe/Schnee, Kälte]
  - in feuchtem Klima
  - in Überdruck (G 31)
  - in ungeheizten Räumen
  - in Zwangshaltung
  - mit besonderer Kälteeinwirkung (G 21)
  - mit Fliegertauglichkeit
  - mit Fluor oder seine anorganischen Verbindungen (G 34)
  - mit Halten/Greifen von leichten/mittelschweren/schweren Lasten (insbes. in unergonomischer Haltung) [Schweregrad und Häufigkeit differenzieren !]
  - mit häufigen Temperaturschwankungen/-wechsel
  - mit Heben und/oder Tragen von leichten/mittelschweren/schweren Lasten (ohne mechanische Hilfsmittel oder in unergonomischer Haltung) [Schweregrad und Häufigkeit differenzieren !]
  - mit leichter/mittelschwerer/schwerer körperlicher Belastung [Schweregrad und Häufigkeit differenzieren !]
  - mit Taucharbeiten
  - mit wechselnden Umgebungseinflüssen (innen/außen)
  - mit Zugluft
  - nach Seediensttauglichkeitsverordnung (= Arbeiten/Tätigkeiten auf Schiffen)

  Falls betroffene(r) Körperteil(e):
  - die das Zusammenwirken beider Hände erfordern
  - die häufige Kniebeugen erfordern
  - die häufiges Gehen erfordern
  - die häufiges Treppen- oder Leitersteigen erfordern
  - die längeres Gehen erfordern
  - die volle Funktionsfähigkeit beider Arme erfordern
  - die volle Funktionsfähigkeit beider Beine erfordern
  - die volle Funktionsfähigkeit beider Hände erfordern
  - die volle Funktionsfähigkeit der linken/rechten Hand erfordern
  - die volle Funktionsfähigkeit des linken/rechten Armes erfordern
  - die volle Funktionsfähigkeit des linken/rechten Beines erfordern
  - mit besonderen Anforderungen an das Reaktionsvermögen
  - mit besonderen Anforderungen an das Tastgefühl
  - mit besonderen Anforderungen an die Fingerfertigkeit
  - mit besonderen Anforderungen an die körperliche Geschicklichkeit
  - mit besonderen [ständigen] Anforderungen an Dreh- oder Kurbelbewegungen
  - mit besonderen [ständigen] Belastungen der linken/rechten Hüfte [Häufigkeit differenzieren !]
  - mit besonderen [ständigen] Belastungen der linken/rechten Schulter [Häufigkeit differenzieren !]
  - mit besonderen [ständigen] Belastungen des linken/rechten Armes [Häufigkeit differenzieren !]
  - mit besonderen [ständigen] Belastungen des linken/rechten Beines [Häufigkeit differenzieren !]
  - mit besonderen [ständigen] Belastungen des linken/rechten Handgelenkes [Häufigkeit differenzieren !]

- mit besonderen [ständigen] Belastungen des linken/rechten Knies [Häufigkeit differenzieren !]
- mit erforderlicher Schutzkleidung [bes. bei entsprechender Gewichtsbelastung]
- mit häufigem Bücken
- mit häufigem Knien (oder Hockstellung)
- mit ständigem Kraftfluß über die Arme
- mit überwiegendem [ausschließlichem, zeitweisem] Stehen
- mit Vibrationen folgender Körperteile: .... [differenzierte Angabe erforderlich]

• Polyneuropathie

→ *Siehe auch Nervensystemerkrankungen, peripher*

Nicht geeignet für Arbeiten/Tätigkeiten
- in Zwangshaltung
- mit Halten/Greifen von leichten/mittelschweren/schweren Lasten (insbes. in unergonomischer Haltung) [Schweregrad und Häufigkeit differenzieren !]
- mit Heben und/oder Tragen von leichten/mittelschweren/schweren Lasten (ohne mechanische Hilfsmittel oder in unergonomischer Haltung) [Schweregrad und Häufigkeit differenzieren bzw. ggf. auch Angabe, ob keine besondere Belastung der HWS oder LWS !]
- mit leichter/mittelschwerer/schwerer körperlicher Belastung [Schweregrad und Häufigkeit differenzieren !]
- mit Styrol (G 45)
- mit Taucharbeiten
- mit Unfallgefährdung (z. B. an laufenden, unfallgefährdenden Maschinen)

• Porphyria cutanea tarda

→ *Siehe auch Hauterkrankungen*

→ *Siehe auch Lebererkrankungen*

Zusätzlich/besonders nicht geeignet für Arbeiten/Tätigkeiten
- mit Stoffen, die Hautkrebs hervorrufen können oder zur Krebsbildung neigende Hautveränderungen hervorrufen (G 4)
- mit besonderer Anforderung an die Haut

• Postthrombotisches Syndrom

→ *Siehe auch Gefäßerkrankungen*

→ *Siehe auch Varikosis*

Nicht geeignet für Arbeiten/Tätigkeiten
- an Hitzearbeitsplätzen (G 30)
- die dauerndes [überwiegendes] Sitzen erfordern
- die nicht im Wechsel zwischen Sitzen, Stehen und Gehen möglich sind
- in Überdruck (G 31)
- in ungeheizten Räumen
- mit besonderer Kälteeinwirkung (G 21)
- mit Erfordernis von Flugreisen (= keine Flugtauglichkeit) (G 35) [für Langstreckenflüge, ggf. mit ausreichender Beinfreiheit möglich]
- mit Fliegertauglichkeit
- mit Reisen/Aufenthalten mit besonderen klimatischen/gesundheitlichen Belastungen (= Tropenregionen) (G 35)
- mit schwerer körperlicher Belastung [Häufigkeit differenzieren !]
- mit überwiegendem [ausschließlichem, zeitweisem] Stehen
- nach Gesundheitsschutzbergverordnung (= Arbeiten/Tätigkeiten unter Tage)
- nach Seediensttauglichkeitsverordnung (= Arbeiten/Tätigkeiten auf Schiffen)

Falls betroffene(r) Körperteil(e):
- die häufiges Treppen- oder Leitersteigen erfordern
- die längeres Gehen erfordern
- die volle Funktionsfähigkeit beider Arme erfordern
- die volle Funktionsfähigkeit beider Beine erfordern
- die volle Funktionsfähigkeit der linken/rechten Hand erfordern
- die volle Funktionsfähigkeit des linken/rechten Armes erfordern
- die volle Funktionsfähigkeit des linken/rechten Beines erfordern
- in Zwangshaltung
- mit besonderen Anforderungen an das Reaktionsvermögen
- mit besonderen [ständigen] Belastungen des linken/rechten Armes [Häufigkeit differenzieren !]
- mit besonderen [ständigen] Belastungen des linken/rechten Beines [Häufigkeit differenzieren !]
- mit häufigem Knien (oder Hockstellung)
- mit Vibrationen folgender Körperteile: .... [differenzierte Angabe erforderlich]

- **Psoriasis**

→ *Siehe auch Hauterkrankungen*

Zusätzlich/besonders nicht geeignet für Arbeiten/Tätigkeiten
- mit Arsen oder Verbindungen

Bei Erkrankungen der Hände
- im Lebensmittelbereich
- mit Tragen von Handschuhen [differenzieren: Lederhandschuhe, Kunststoffhandschuhe, Latexhandschuhe, gepuderte Handschuhe; ggf. mit Zeitbegrenzung]

- **Psychosen oder psychotische Störungen**

  Hinweise:

  - *Eine Arbeitsaufnahme mit entsprechenden Einschränkungen (ggf. im Rahmen eines sog. „Hamburger Modells - siehe „Erläuterungen und Hinweise zur Benutzung") kann bei dieser Erkrankung eine zusätzliche „therapeutische Maßnahme" sein. - Abstimmung mit behandelndem Facharzt erforderlich/empfohlen!*
  - *Gerade bei dieser Erkrankungsgruppe sind die nachstehenden Einschränkungen individuell zu treffen, da abhängig vom Stadium, Klinik und medikamentöser Behandlung. Hier sollte - allein aus juristischen Gründen - eine fachärztliche = neurologisch-psychiatrische Beurteilung erfolgen. (Einschränkungen können sich nicht nur aus der Grunderkrankung, sondern auch aufgrund von Medikamenten-Nebenwirkungen durch die Therapie ergeben!)*

Nicht geeignet für Arbeiten/Tätigkeiten
- an Maschinen, die nicht durch Beidhandschaltungen gesichert oder gänzlich geschlossen sind
- die Beaufsichtigung/Kontrollen von anderen Personen erfordern
- die besonders sorgfältige Arbeitsweise erfordern
- die Einordnung in ein Team erfordern
- die in Alleinarbeit ausgeführt werden müssen [Angabe, ob ggf. mit entsprechenden Überwachungssystemen möglich]
- die Konformitätsdruck erfordern (Verhaltensvorschriften, Repräsentationsregeln, Dienstkleidung)
- im Lärmbereich (über 85 dBA) (G 20 / H 1)
- mit absehbarem Anfall von Überstunden
- mit Absturzgefahr (G 41) (= die Schwindelfreiheit erfordern, d.h. keine Arbeiten/Tätigkeiten auf Gerüsten oder Leitern über 2 m Höhe)
- mit Anforderung von selbstständigen/eigenverantwortlichen Entscheidungen (z.B. Planen/Disponieren)
- mit Anforderungen an kreative Tätigkeiten
- mit aromatischen Nitro- oder Aminoverbindungen (G 33)
- mit Atemschutzmasken/-geräten (G 26 / H 7) [angeben, ob Gruppe I / II / III]
- mit Baumarbeiten (H 9)
- mit besonderen Anforderungen an das Reaktionsvermögen [auch abhängig von eventuellen Medikamentennebenwirkungen]
- mit besonderen Anforderungen an die Umstellungs- und Anpassungsfähigkeit
- mit Überwachung/Steuerung komplexerer Arbeitsvorgänge
- mit besonderer Anforderung an die Konzentrationsfähigkeit (= Ausdauer)
- mit besonderer nervlicher Belastung (psychovegetativer Belastung)
- mit besonderer seelischer Belastung/Anspannung
- mit besonderer Verantwortung [z.B. Alleinverantwortung, Überwachung/Führung von Mitarbeitern, für Patienten]
- mit dauerndem oder kurzfristigem Wechsel der Arbeitszeiten [wenn keine ausreichende Arbeitspause gegeben ist]
- mit der Notwendigkeit von selbstständigen/eigenverantwortlichen Entscheidungen (z.B. Planen/Disponieren)

- mit [regelmäßigem] Dreischichtbetrieb (= Früh-/Spät-/Nachtschicht - *Anmerkung:* Im öffentlichen Dienst als "durchgehende Wechselschicht" bezeichnet) [ggf. Anzahl/Begrenzung angeben, z.B. nur gelegentlich bei personellen Engpässen als Urlaubs-/Krankheitsvertretung]
- mit erforderlicher körperlicher Dauerbelastung
- mit Erfordernis von Flugreisen (= keine Flugtauglichkeit) (G 35)
- mit erhöhter Verletzungsgefahr
- mit Fahr-, Steuer- und Überwachungstätigkeiten (G 25)
- mit Fliegertauglichkeit
- mit Forstarbeiten (H 8)
- mit Gefahr von Augenverletzungen (= an augengefährdenden Maschinen)
- mit Gefährdung von anderen Personen
- mit Monochlormethan (Methylchlorid) (G 28)
- mit Personenbeförderung
- mit Pflanzenschutzmitteln (H 2)
- mit Publikumsverkehr [in Abhängigkeit von der Symptomatik]
- mit Reisen/Aufenthalten mit besonderen klimatischen/gesundheitlichen Belastungen (= Tropenregionen) (G 35)
- mit Schwefelkohlenstoff (G 6)
- mit Selbstüberschätzung (Risikofreudigkeit)
- mit Styrol (G 45)
- mit Taucharbeiten
- mit Tetrachlorethan oder Pentachlorethan (G 18)
- mit Tetrachlormethan (Tetrachlorkohlenstoff) (G 13)
- mit Unfallgefährdung (z. B. an laufenden, unfallgefährdenden Maschinen)
- mit Zeitdruck (z.B. Fließband oder Akkord)
- mit zusätzlichem Bereitschaftsdienst (nachts, Wochenende) [ggf. Anzahl/Begrenzung angeben, z.B. nur gelegentlich bei personellen Engpässen als Urlaubs-/Krankheitsvertretung]
- nach Gesundheitsschutzbergverordnung (= Arbeiten/Tätigkeiten unter Tage)
- nach Röntgen-/Strahlenschutzverordnung
- nach Seediensttauglichkeitsverordnung (= Arbeiten/Tätigkeiten auf Schiffen)
- ohne [ständige] Beaufsichtigung (= Alleinarbeit)
- ohne sozialen Kontakt zu anderen Mitarbeitern

• Psychovegetative Erkrankungen

→ *Siehe vegetative Labilität, schwere*

- **PTCA (Percutaneous Transluminal Coronary Angioplasty)**

  → Siehe auch Herzerkrankungen (generell)

  Die individuelle Leistungsfähigkeit und die Dauer der Einschränkungen sollte in Abhängigkeit der Symptomatik von einem Kardiologen beurteilt werden!
  Dies ist insbesondere vom Restleistungsvermögen abhängig (z.B. mit / ohne Stentimplantation).
  Teilweise sind auch befristete Einschränkungen sinnvoll (z.B. Flugtauglichkeit).

  Zusätzlich/besonders nicht geeignet für Arbeiten/Tätigkeiten
  - in Zwangshaltung
  - mit [häufigen] Rotationsbewegungen des Körpers
  - mit Überkopfarbeiten
  - mit Überstreckung des Körpers
  - mit Vibrationen des Körpers (Ganzkörpervibrationen)

- **Quecksilbervergiftungen, Zustand nach**

  Nicht geeignet für Arbeiten/Tätigkeiten
  - mit Quecksilber oder seine Verbindungen (G 9)

- **Rheumatisches Fieber**

  → Siehe Polyarthritis

- **Rhinitis vasomotorica**

  → Siehe auch Nasenerkrankungen

  Zusätzlich/besonders nicht geeignet für Arbeiten/Tätigkeiten
  - die intakten Geruchssinn erfordern

- **Schädeldeformierungen**

  Nicht geeignet für Arbeiten/Tätigkeiten
  - die Tragen einer Schutzbrille erfordern [wenn dies nicht möglich ist]
  - die Tragen eines Schutzhelms erfordern [wenn dies nicht möglich ist]
  - mit Atemschutzmasken/-geräten (G 26 / H 7) [angeben, ob Gruppe I / II / III, wenn dies nicht möglich ist]
  - mit Baumarbeiten (H 9) [falls erforderliche Schutzausrüstung nicht getragen werden kann]
  - mit Forstarbeiten (H 8) [falls erforderliche Schutzausrüstung nicht getragen werden kann]
  - mit Pflanzenschutzmitteln (H 2) [falls erforderliche Schutzausrüstung nicht getragen werden kann]
  - mit Publikumsverkehr (bei Gesichtsentstellung)

- mit Taucharbeiten
- nach Gesundheitsschutzbergverordnung (= Arbeiten/Tätigkeiten unter Tage) [falls Helmtragen nicht möglich]

- **Schlafapnoe-Syndrom**

Entsprechend der hierfür geprägten Bezeichnung „Kardiopulmonales Syndrom der Adipösen" (80 % der Patienten sind adipös) ergeben sich hieraus die entsprechenden arbeitsmedizinischen Einschränkungen.

Auch bei dieser Erkrankung sind die Einschränkungen individuell zu treffen, da abhängig vom Stadium, Klinik und medikamentöser Behandlung. (Einschränkungen können sich nicht nur aus der Grunderkrankung, sondern auch aufgrund von Medikamenten-Nebenwirkungen durch die Therapie ergeben!)

→ *Siehe auch Bewußtseinsstörungen*

→ *Siehe auch Nervensystemerkrankungen, zentrale*

→ *Siehe auch Übergewicht*

- **Schlafstörungen**

Nicht geeignet für Arbeiten/Tätigkeiten

- mit besonderen Anforderungen an das Reaktionsvermögen [abhängig von eventuellen Medikamentennebenwirkungen]
- mit besonderer nervlicher Belastung (psychovegetativer Belastung)
- mit besonderer seelischer Belastung/Anspannung
- mit [regelmäßigen] Nachtschichten (= Früh-/Spät-/Nachtschicht; *Anmerkung:* Im öffentlichen Dienst als "durchgehende Wechselschicht" bezeichnet) [ggf. Anzahl/Begrenzung angeben, z.B. nur gelegentlich bei personellen Engpässen als Urlaubs-/Krankheitsvertretung]
- mit Nitroglyzerin oder Nitroglykol (G 5)
- mit taktgebundener Arbeit (= getaktete Systeme, z.B. Fließband)
- mit Zeitdruck (z.B. Fließband oder Akkord)

- **Schwangerschaft**

Nicht geeignet für Arbeiten/Tätigkeiten

- an Hitzearbeitsplätzen (G 30)
- bei denen nicht individuelle Pausen möglich sind (z.B. zwischenzeitliche Nahrungsaufnahme = Zwischen-/Pausenmahlzeiten oder Aufsuchen von sanitären Einrichtungen)
- die häufige Kniebeugen erfordern
- die im Liegen ausgeführt werden müssen
- die ungeschützt im Freien stattfinden [Regen/Nässe/Schnee, Kälte]
- im Bereich Biotechnologie (G 43)
- im Lärmbereich (über 85 dBA) (G 20 / H 1)

- in feuchtem Klima
- in Überdruck (G 31)
- in ungeheizten Räumen
- in Zwangshaltung
- mit absehbarem Anfall von Überstunden
- mit aromatischen Nitro- oder Aminoverbindungen (G 33)
- mit Arsen oder seine Verbindungen (G 16)
- mit Atemschutzmasken/-geräten (G 26 / H 7) [angeben, ob Gruppe I / II / III]
- mit Baumarbeiten (H 9)
- mit Benzol (G 8)
- mit Benzolhomologen (Toluol, Xylole) (G 29)
- mit besonderer Kälteeinwirkung (G 21)
- mit besonderer nervlicher Belastung (psychovegetativer Belastung)
- mit besonderer seelischer Belastung/Anspannung
- mit Blei oder seine Verbindungen (G 2)
- mit Bleialkylen (G 3)
- mit Buchen- oder Eichenholzstaub (G 44)
- mit Cadmium oder seine Verbindungen (G 32)
- mit Chrom-VI-Verbindungen (G 15)
- mit [regelmäßigem] Dreischichtbetrieb (= Früh-/Spät-/Nachtschicht - *Anmerkung:* Im öffentlichen Dienst als "durchgehende Wechselschicht" bezeichnet) [ggf. Anzahl/Begrenzung angeben, z.B. nur gelegentlich bei personellen Engpässen als Urlaubs-/Krankheitsvertretung]
- mit erforderlicher körperlicher Dauerbelastung
- mit erforderlicher Schutzkleidung [bes. bei entsprechender Gewichtsbelastung]
- mit erhöhter Infektionsgefährdung (G 42) [z.B. alle Tätigkeiten mit möglichem Blutkontakt]
- mit Fahr-/Steuer- und Überwachungstätigkeiten (G 25) [ggf. differenzieren]
- mit Fliegertauglichkeit
- mit Fluor oder seine organischen Verbindungen (G 34)
- mit Forstarbeiten (H 8)
- mit Gefahr von Augenverletzungen (= an augengefährdenden Maschinen)
- mit Gefahrstoffen [generell, insbesondere krebserzeugenden Gefahrstoffen (G 40)]
- mit Halten/Greifen von mittelschweren/schweren Lasten (insbes. in unergonomischer Haltung) [Schweregrad und Häufigkeit differenzieren !]
- mit häufigem Bücken
- mit häufigem Knien (oder Hockstellung)
- mit [häufigen] Rotationsbewegungen des Körpers
- mit Heben und/oder Tragen von mittelschweren/schweren Lasten (ohne mechanische Hilfsmittel oder in unergonomischer Haltung) [Schweregrad und Häufigkeit differenzieren !]
- mit Isozyanaten (G 27)
- mit Kohlenmonoxid (G 7)
- mit Methanol (G 10)
- mit mittelschwerer/schwerer körperlicher Belastung [Schweregrad und Häufigkeit differenzieren !]
- mit Monochlormethan (Methylchlorid) (G 28)
- mit Nickel oder seine Verbindungen (G 38)
- mit Nitroglyzerin oder Nitroglykol (G 5)
- mit Pflanzenschutzmitteln (H 2)

- mit Phosphor (weißer) (G 12)
- mit Quecksilber oder seine Verbindungen (G 9)
- mit Reisen mit Erfordernis von Flugreisen (= keine Flugtauglichkeit) [nur nach Zustimmung durch Facharzt = behandelnden Gynäkologen]
- mit Schwefelkohlenstoff (G 6)
- mit Schwefelwasserstoff (G 11)
- mit Schweißrauchen (G 39 / H 3)
- mit silikogenem/asbesthaltigem Staub (G 1.1 / G 1.2 / H 4)
- mit starker Geruchsbelästigung
- mit Stoffen, die Hautkrebs hervorrufen können oder zur Krebsbildung neigende Hautveränderungen hervorrufen (G 4)
- mit Taucharbeiten
- mit Tetrachlorethan oder Pentachlorethan (G 18)
- mit Tetrachlorethylen (Perchlorethylen) (G 17)
- mit Tetrachlormethan (Tetrachlorkohlenstoff) (G 13)
- mit Trichlorethylen (G 14)
- mit Überkopfarbeiten
- mit überwiegendem [ausschließlichem, zeitweisem] Stehen
- mit Vibrationen des Körpers (Ganzkörpervibrationen)
- mit Vinylchlorid (G 36)
- mit wechselnden Umgebungseinflüssen (innen/außen)
- mit Zeitdruck (z.B. Fließband oder Akkord)
- mit Zugluft
- mit zusätzlichem Bereitschaftsdienst (nachts, Wochenende) [ggf. Anzahl/Begrenzung angeben, z.B. nur gelegentlich bei personellen Engpässen als Urlaubs-/Krankheitsvertretung]
- nach Gesundheitsschutzbergverordnung (= Arbeiten/Tätigkeiten unter Tage)
- nach Röntgen-/Strahlenschutzverordnung
- nach Seediensttauglichkeitsverordnung (= Arbeiten/Tätigkeiten auf Schiffen)
- ohne die Möglichkeit, regelmäßig kurzzeitig zu sitzen
- unter ungünstigen ergonomischen Bedingungen (mit vorgebeugtem Oberkörper, körperfern und gleichzeitiger Gewichtsbelastung)

- **Schwerhörigkeit**

→ *Siehe Innenohrerkrankungen*

Anmerkung: Die entsprechenden Einschränkungskriterien werden unter „Innenohrerkrankungen" aufgeführt, obwohl eine Schwerhörigkeit nicht nur durch Innenohrschädigung hervorgerufen sein kann, sondern auch durch andere zahlreiche Ursachen (z.B. Cholesteatom des Mittelohrs, Zustand nach rezidivierender Otitis media etc.)

- **Schwindel**

Nicht geeignet für Arbeiten/Tätigkeiten
- an Hitzearbeitsplätzen (G 30)
- an Maschinen, die nicht durch Beidhandschaltungen gesichert oder gänzlich geschlossen sind
- die Beaufsichtigung/Kontrollen von anderen Personen erfordern
- die besonders sorgfältige Arbeitsweise erfordern
- die im Liegen ausgeführt werden müssen
- die in Alleinarbeit ausgeführt werden müssen [Angabe, ob ggf. mit entsprechenden Überwachungssystemen möglich]
- im Lärmbereich (über 85 dBA) (G 20 / H 1) [bei vestibuläre Ursache]
- in Überdruck (G 31)
- mit Absturzgefahr (G 41) (= die Schwindelfreiheit erfordern, d.h. keine Arbeiten/Tätigkeiten auf Gerüsten oder Leitern über 2 m Höhe)
- mit Atemschutzmasken/-geräten (G 26 / H 7) [angeben, ob Gruppe I / II / III]
- mit Baumarbeiten (H 9)
- mit besonderen Anforderungen an das Reaktionsvermögen [abhängig von eventuellen Medikamentennebenwirkungen]
- mit erhöhter Verletzungsgefahr
- mit Fahr-, Steuer- und Überwachungstätigkeiten (G 25)
- mit Fliegertauglichkeit
- mit Forstarbeiten (H 8)
- mit Gefahr von Augenverletzungen (= an augengefährdenden Maschinen)
- mit Halten/Greifen von mittelschweren/schweren Lasten (insbes. in unergonomischer Haltung) [Schweregrad und Häufigkeit differenzieren !]
- mit häufigem Bücken
- mit häufigem Knien (oder Hockstellung)
- mit [häufigen] Rotationsbewegungen des Kopfes
- mit [häufigen] Rotationsbewegungen des Körpers
- mit Heben und/oder Tragen von mittelschweren/schweren Lasten (ohne mechanische Hilfsmittel oder in unergonomischer Haltung) [Schweregrad und Häufigkeit differenzieren !]
- mit Kohlenmonoxid (G 7)
- mit mittelschwerer/schwerer körperlicher Belastung [Schweregrad und Häufigkeit differenzieren !]
- mit Methanol (G 10)
- mit Nitroglyzerin oder Nitroglykol (G 5)
- mit Personenbeförderung
- mit [regelmäßigen] Nachtschichten (*Anmerkung:* Im öffentlichen Dienst als "durchgehende Wechselschicht" bezeichnet) [ggf. Anzahl/Begrenzung angeben, z.B. nur gelegentlich bei personellen Engpässen als Urlaubs-/Krankheitsvertretung]
- mit Reisen/Aufenthalten mit besonderen klimatischen/gesundheitlichen Belastungen (= Tropenregionen) (G 35)
- mit Taucharbeiten
- mit Tetrachlormethan (Tetrachlorkohlenstoff) (G 13)
- mit Überkopfarbeiten
- mit Unfallgefährdung (z. B. an laufenden, unfallgefährdenden Maschinen)
- nach Gesundheitsschutzbergverordnung (= Arbeiten/Tätigkeiten unter Tage)
- nach Seediensttauglichkeitsverordnung (= Arbeiten/Tätigkeiten auf Schiffen)

- **Seborrhoe (ausgeprägt)**

  → *Siehe auch Hauterkrankungen*

  Zusätzlich/besonders nicht geeignet für Arbeiten/Tätigkeiten
  - mit Stoffen, die Hautkrebs hervorrufen können oder zur Krebsbildung neigende Hautveränderungen hervorrufen (G 4)

- **Seemannshaut**

  → *Siehe auch Hauterkrankungen*

  Zusätzlich/besonders nicht geeignet für Arbeiten/Tätigkeiten
  - mit Stoffen, die Hautkrebs hervorrufen können oder zur Krebsbildung neigende Hautveränderungen hervorrufen (G 4)
  - mit vermehrter Sonnenbestrahlung

- **Sehfehler (stärkere)**

  → *Siehe auch Augenerkrankungen*

  Zusätzlich/besonders nicht geeignet für Arbeiten/Tätigkeiten
  - die normales Gesichtsfeld erfordern
  - die räumliche Orientierungsfähigkeit erfordern
  - die volle Sehkraft ohne Brille erfordern
  - mit Gefahr von Augenverletzungen (= an augengefährdenden Maschinen)
  - mit Klettern/Steigen (= die nicht ebenerdig ausgeführt werden können)
  - mit Unfallgefährdung (z. B. an laufenden, unfallgefährdenden Maschinen)

- **Sehnerverkrankungen**

  → *Siehe auch Augenerkrankungen*

  → *Siehe auch Sehfehler*

  Zusätzlich/besonders nicht geeignet für Arbeiten/Tätigkeiten
  - die [volle] Farbtüchtigkeit erfordern (Farbdifferenzierung)
  - die volle Sehkraft erfordern [wenn kein entsprechender Ausgleich geschaffen werden kann durch Brille/Kontaktlinsen]
  - mit häufigem Wechsel zwischen hell und dunkel (schnelle Hell-/Dunkeladaption)
  - mit Lichtblendung
  - mit Methanol (G 10)

- **Silikose**

  → *Siehe auch Lungenerkrankungen*

  Zusätzlich/besonders nicht geeignet für Arbeiten/Tätigkeiten
  - mit mittelschwerer/schwerer körperlicher Belastung [Schweregrad und Häufigkeit differenzieren !]
  - mit silikogenem/asbesthaltigem Staub (G 1.1 / G 1.2 / H 4)

- **Sjögren-Syndrom**

  → *Siehe Anämie*

  → *Siehe Polyarthritis*

- **Spaltbildungen an Kiefer oder Gaumen**

  Nicht geeignet für Arbeiten/Tätigkeiten
  - in Überdruck (G 31)
  - mit Atemschutzmasken/-geräten (G 26 / H 7) [angeben, ob Gruppe I / II / III]
  - mit Fliegertauglichkeit
  - mit Taucharbeiten
  - nach Gesundheitsschutzbergverordnung (= Arbeiten/Tätigkeiten unter Tage)
  - nach Seediensttauglichkeitsverordnung (= Arbeiten/Tätigkeiten auf Schiffen)
  - nach Strahlenschutzverordnung

- **Spondylitis ankylans (M. Bechterew)**

  → *Siehe auch Wirbelsäulenerkrankungen*

  Zusätzlich/besonders nicht geeignet für Arbeiten/Tätigkeiten
  - mit exzentrischen Wirbelsäulenbelastungen
  - mit Fluor oder seine anorganischen Verbindungen (G 34)
  - mit Überkopfarbeiten

- **Staublunge**

  → *Siehe auch Lungenerkrankungen*

  → *Siehe auch Silikose*

  Zusätzlich/besonders nicht geeignet für Arbeiten/Tätigkeiten
  - mit leichter/mittelschwerer/schwerer körperlicher Belastung [Schweregrad und Häufigkeit differenzieren !]
  - mit silikogenem/asbesthaltigem Staub (G 1.1 / G 1.2 / H 4)

- **Still-Syndrom**

→ *Siehe auch Polyarthritis*

Zusätzlich/besonders nicht geeignet für Arbeiten/Tätigkeiten
- mit Atemschutzmasken/-geräten (G 26 / H 7) [angeben, ob Gruppe I / II / III]
- mit leichter/mittelschwerer/schwerer körperlicher Belastung [Schweregrad und Häufigkeit differenzieren !]
- mit Schweißrauchen (G 39 / H 3)
- mit silikogenem/asbesthaltigem Staub (G 1.1 / G 1.2 / H 4)

- **Stoffwechselerkrankungen, chronische**

→ *Siehe auch Fettleber 2. Grades*

→ *Siehe auch Gicht*

→ *Siehe auch Pankreaserkrankungen*

→ *Siehe auch Porphyria cutanea tarda*

→ *Siehe auch Übergewicht*

→ *Siehe auch Untergewicht, deutliches*

Nicht geeignet für Arbeiten/Tätigkeiten
- in Überdruck (G 31)
- mit Blei oder seine Verbindungen (G 2)
- mit Bleialkylen (G 3)
- mit erforderlicher körperlicher Dauerbelastung
- mit Fliegertauglichkeit
- mit mittelschwerer/schwerer körperlicher Belastung [Schweregrad und Häufigkeit differenzieren !]
- mit Pflanzenschutzmitteln (H 2)
- mit Reisen/Aufenthalten mit besonderen klimatischen/gesundheitlichen Belastungen (= Tropenregionen) (G 35)
- mit Taucharbeiten
- nach Gesundheitsschutzbergverordnung (= Arbeiten/Tätigkeiten unter Tage)
- nach Seediensttauglichkeitsverordnung (= Arbeiten/Tätigkeiten auf Schiffen)

- **Suchtkrankheit**

→ *Siehe Abhängigkeitserkrankungen (Alkohol-/Medikamenten-/Drogenabhängigkeit)*

- **Syphilis**

  → *Siehe auch Geschlechtsorgane*

  → *Siehe auch Infektionen, chronische*

  <u>Nicht geeignet für Arbeiten/Tätigkeiten</u>
  - mit Bleialkylen (G 3)

- **Thrombosen**

  → *Siehe Postthrombotisches Syndrom*

- **Trommelfellperforation**

  → *Siehe auch Ohrerkrankungen*

  <u>Zusätzlich/besonders nicht geeignet für Arbeiten/Tätigkeiten</u>
  - in Überdruck (G 31)
  - mit Atemschutzmasken/-geräten (G 26 / H 7) [angeben, ob Gruppe I / II / III, falls Gefahr der Aufnahme giftiger Gase über Gehörgang]
  - nach Strahlenschutzverordnung [falls Gefahr der Aufnahme über Gehörgang]

- **Tubenverschluß (chronisch)**

  → *Siehe auch Ohrerkrankungen*

  <u>Zusätzlich/besonders nicht geeignet für Arbeiten/Tätigkeiten</u>
  - die ungeschützt im Freien stattfinden [Regen/Nässe/Schnee, Kälte]
  - in Überdruck (G 31)
  - mit Erfordernis von Flugreisen (= keine Flugtauglichkeit) (G 35)
  - mit häufigen Temperaturschwankungen/-wechsel
  - mit wechselnden Umgebungseinflüssen (innen/außen)
  - mit Zugluft

- **Tuberkulose (Zustand nach)**

  → *Siehe auch Lungenerkrankungen*

  <u>Nicht geeignet für Arbeiten/Tätigkeiten</u>
  - mit Blei oder seine Verbindungen (G 2)

- **Überempfindlichkeitsreaktionen auf Kälte**

  Nicht geeignet für Arbeiten/Tätigkeiten
  - die ungeschützt im Freien stattfinden [Regen/Nässe/Schnee, Kälte]
  - in ungeheizten Räumen
  - mit besonderer Kälteeinwirkung (G 21)
  - mit Taucharbeiten
  - mit Vinylchlorid (G 36)
  - mit wechselnden Umgebungseinflüssen (innen/außen)
  - mit Zugluft

- **Übergewicht (> 30 % nach Broca bzw. BMI > 30,0)**

  Nicht geeignet für Arbeiten/Tätigkeiten
  - an Hitzearbeitsplätzen (G 30)
  - in Überdruck (G 31)
  - mit Atemschutzmasken/-geräten (G 26 / H 7) [angeben, ob Gruppe I / II / III]
  - mit Baumarbeiten (H 9)
  - mit erforderlicher körperlicher Dauerbelastung
  - mit Fliegertauglichkeit
  - mit Forstarbeiten (H 8)
  - mit silikogenem/asbesthaltigem Staub (G 1.1 / G 1.2 / H 4)
  - mit Taucharbeiten
  - mit Vinylchlorid (G 36)
  - nach Gesundheitsschutzbergverordnung (= Arbeiten/Tätigkeiten unter Tage)
  - nach Seediensttauglichkeitsverordnung (= Arbeiten/Tätigkeiten auf Schiffen) [so weit Leistungsbeeinträchtigungen]

- **Ulkusleiden, chronisch (Magen/Darm)**

  → *Siehe Magen-Darm-Erkrankungen*

- **Untergewicht, deutliches**

  → *Siehe auch Körpergröße, geringe*

  → *Siehe auch Körperschwäche, allgemeine*

  Zusätzlich/besonders nicht geeignet für Arbeiten/Tätigkeiten
  - nach Seediensttauglichkeitsverordnung (= Arbeiten/Tätigkeiten auf Schiffen) [Gewicht < 45 kg]

- **Unterschenkelgeschwüre**

  → *Siehe auch Offene Wunden*

  Zusätzlich/besonders nicht geeignet für Arbeiten/Tätigkeiten
  - die häufige Kniebeugen erfordern
  - die längeres Gehen erfordern
  - die volle Funktionsfähigkeit beider Beine erfordern
  - die volle Funktionsfähigkeit des linken/rechten Beines erfordern
  - mit häufigem Knien (oder Hockstellung)
  - mit überwiegendem [ausschließlichem, zeitweisem] Stehen
  - mit Vibrationen der Unterschenkel
  - nach Seediensttauglichkeitsverordnung (= Arbeiten/Tätigkeiten auf Schiffen)

- **Varikosis (ausgeprägt)**

  → *Siehe auch Postthrombotisches Syndrom*

  Zusätzlich/besonders nicht geeignet für Arbeiten/Tätigkeiten
  - mit Taucharbeiten

- **Vegetatitve Labilität (schwere)**

  → *Siehe auch Kopfschmerzen, chronische schwere*

  Nicht geeignet für Arbeiten/Tätigkeiten
  - die in Alleinarbeit ausgeführt werden müssen [Angabe, ob ggf. mit entsprechenden Überwachungssystemen möglich]
  - die Beaufsichtigung/Kontrollen von anderen Personen erfordern
  - mit absehbarem Anfall von Überstunden
  - mit Absturzgefahr (G 41) (= die Schwindelfreiheit erfordern, d.h. keine Arbeiten/Tätigkeiten auf Gerüsten oder Leitern über 2 m Höhe)
  - mit Anforderung von selbstständigen/eigenverantwortlichen Entscheidungen (z.B. Planen/Disponieren)
  - mit besonderen Anforderungen an die Umstellungs- und Anpassungsfähigkeit
  - mit Überwachung/Steuerung komplexerer Arbeitsvorgänge
  - mit besonderer Anforderung an die Konzentrationsfähigkeit (= Ausdauer)
  - mit besonderer geistiger Belastung
  - mit besonderer nervlicher Belastung (psychovegetative Belastungen)
  - mit besonderer seelischer Belastung/Anspannung
  - mit besonderer Verantwortung [z.B. Alleinverantwortung, Überwachung/Führung von Mitarbeitern, für Patienten]
  - mit dauerndem oder kurzfristigem Wechsel der Arbeitszeiten [wenn keine ausreichende Arbeitspause gegeben ist]
  - mit erforderlicher körperlicher Dauerbelastung
  - mit Fliegertauglichkeit
  - mit Gefährdung von anderen Personen

- mit häufigen Temperaturschwankungen/-wechsel
- mit [regelmäßigen] Nachtschichten (*Anmerkung:* Im öffentlichen Dienst als "durchgehende Wechselschicht" bezeichnet) [ggf. auch keine Wechselschicht - Anzahl/Begrenzung angeben, z.B. nur gelegentlich bei personellen Engpässen als Urlaubs-/Krankheitsvertretung]
- mit Nitroglyzerin oder Nitroglykol (G 5)
- mit Quecksilber oder seine Verbindungen (G 9)
- mit Reisen/Aufenthalten mit besonderen klimatischen/gesundheitlichen Belastungen (= Tropenregionen) (G 35)
- mit Schwefelkohlenstoff (G 6)
- mit Schwefelwasserstoff (G 11)
- mit starker Geruchsbelästigung
- mit Tetrachlorethylen (Perchlorethylen) (G 17)
- mit Trichlorethylen (G 14)
- mit Zeitdruck (z.B. Fließband oder Akkord)
- mit zusätzlichem Bereitschaftsdienst (nachts, Wochenende) [ggf. Anzahl/Begrenzung angeben, z.B. nur gelegentlich bei personellen Engpässen als Urlaubs-/Krankheitsvertretung]
- nach Gesundheitsschutzbergverordnung (= Arbeiten/Tätigkeiten unter Tage)
- nach Seediensttauglichkeitsverordnung (= Arbeiten/Tätigkeiten auf Schiffen)
- ohne [ständige] Beaufsichtigung (= Alleinarbeit)
- ohne sozialen Kontakt zu anderen Mitarbeitern

• Wirbelsäulenerkrankungen

→ Siehe auch Erkrankungen des Bewegungsapparates

→ Siehe auch Spondylitis ankylans

Hinweis: Auch nach erfolgter Operation bestehen in Abhängigkeit von der erfolgten Operation entsprechende Einschränkungen weiter. Zum Teil befristet nach ausreichend langer Schonzeit (sog. Zeitraum der „Heilungsbewährung"), zum Teil jedoch auch auf Dauer.

Bei stärkeren Funktionsstörungen:

Nicht geeignet für Arbeiten/Tätigkeiten

- an Bildschirmgeräten (G 37) [wenn kein Ausgleich geschaffen werden kann, ggf. maximale zeitliche Einsatzmöglichkeit angeben - bes. bei HWS-Erkrankungen]
- die im Liegen ausgeführt werden müssen
- in feuchtem Klima
- in Zwangshaltung
- mit Atemschutzmasken/-geräten (G 26 / H 7) [angeben, ob Gruppe I / II / III]
- mit Baumarbeiten (H 9)
- mit besonderen [ständigen] Anforderungen an Dreh- oder Kurbelbewegungen [bes. bei HWS-Erkrankungen]
- mit besonderen Belastungen der linken/rechten Schulter [Häufigkeit differenzieren ! - bes. bei HWS-Erkrankungen]
- mit besonderer Kälteeinwirkung (G 21)
- mit einseitig belastender Körperhaltung

- mit erforderlicher Schutzkleidung [z.B. bei Gewichtsbelastung; Tragen eines Schutzhelmes, bes. bei HWS-Erkrankungen]
- mit exzentrischen Wirbelsäulenbelastungen
- mit Fliegertauglichkeit
- mit Forstarbeiten (H 8)
- mit Halten/Greifen von leichten/mittelschweren/schweren Lasten (insbes. in unergonomischer Haltung) [Schweregrad und Häufigkeit differenzieren !]
- mit häufigem Bücken
- mit Heben und/oder Tragen von leichten/mittelschweren/schweren Lasten (ohne mechanische Hilfsmittel oder in unergonomischer Haltung) [Schweregrad und Häufigkeit differenzieren bzw. auch Angabe, ob keine besondere Belastung der HWS oder LWS !]
- mit leichter/mittelschwerer/schwerer körperlicher Belastung [Schweregrad und Häufigkeit differenzieren !]
- mit [häufigen] Rotationsbewegungen des Kopfes [bes. bei HWS-Erkrankungen]
- mit [häufigen] Rotationsbewegungen des Körpers
- mit ständigem Kraftfluß über die Arme
- mit Taucharbeiten
- mit Überkopfarbeiten [bes. bei HWS-Erkrankungen]
- mit Vibrationen der Wirbelsäule
- mit wechselnden Umgebungseinflüssen (innen/außen)
- mit Zugluft
- nach Gesundheitsschutzbergverordnung (= Arbeiten/Tätigkeiten unter Tage)
- nach Seediensttauglichkeitsverordnung (= Arbeiten/Tätigkeiten auf Schiffen)
- unter ungünstigen ergonomischen Bedingungen (mit vorgebeugtem Oberkörper, körperfern und gleichzeitiger Gewichtsbelastung)

• Wunden, offene

→ *Siehe Offene Wunden*

• Zahnschäden

<u>Nicht geeignet für Arbeiten/Tätigkeiten</u>

- die Säureschäden der Zähne verursachen (G 22)
- mit silikogenem Staub (G 1.1)

• Zahnvollprothese

<u>Nicht geeignet für Arbeiten/Tätigkeiten</u>

- mit Atemschutzmasken/-geräten (G 26 / H 7) [mit Mundstückatemanschluß (Gruppen I / II / III)]

ANHANG: Musterbescheinigungen

Die nachstehenden **Musterbescheinigungen** sollen Anhaltspunkte für das richtige Ausstellen eines ärztlichen Attestes geben.
Hierzu bitte auch die ausführlichen "Erläuterungen und Hinweise zur Benutzung" am Anfang der Broschüre ***unbedingt*** beachten! Die nachstehende **Kurzfassung** kann dieses Kapitel verständlicherweise **nicht** ersetzen.

Wichtig sind insbesondere folgende Punkte:

Sehen Sie hierzu bitte auch die anschließende Leerbescheinigung mit Angabe der Punkte, die in einer Bescheinigung grundsätzlich enthalten sein sollten.

- **Empfänger** der Bescheinigung (z.B. Arbeitgeber, Fürsorgestelle, Arbeitsgericht, Arbeitsmediziner)
- **Betrifft:** Name, Vorname, Geburtsdatum
- Angabe des **bisherigen Berufes/Arbeitsplatzes** mit **gezielter Auswahl der Einschränkung(en) bezogen auf den Arbeitsplatz/Tätigkeit** (unter Berücksichtigung des **Stadium der Erkrankung mit Symptomatik/Klinik, Therapie (Medikamenten-Nebenwirkungen !)**; falls für Arbeitgeber/Personalabteilung: keine Nennung von Diagnose(n)
- Einschränkungen müssen durch die **Erkrankung des Arbeitnehmers** begründet sein aufgrund **objektiver** Befunde
- Möglichst **„Positivaussage"** (Was kann er/sie noch machen werden?)
- Angabe, ob **zeitlich befristet oder dauernd**
- Falls keine vollschichtige Tätigkeit mehr möglich: **Stundenzahl** angeben
- Zusätzliche in der Person liegende Einschränkungen (z.B. berufliche Qualifikationen) müssen ebenfalls berücksichtigt werden, aber **getrennt** von den (arbeits)medizinischen Einschränkungen
- Ggf. möglichen **anderen zumutbaren/geeigneten Arbeitsplatz** angeben
- **Stufenweise Reintegration** an den bisherigen/anderen Arbeitsplatz möglich/erforderlich
- Angabe, ob **Einschaltung Arbeitsmediziner** erforderlich (diesem Diagnose[n] mitteilen !)
- Angabe, ob ggf. **Anzeige auf Berufskrankheit** erfolgt ist
- **Schweigepflicht beachten** (→ Bescheinigung dem Betroffenen mitgeben oder Entbindung von der Schweigepflicht unterschreiben lassen)

→ ***Sehen Sie hierzu auch die nachstehenden Musterbescheinigungen !***

Musterbescheinigung

mit Angabe der Punkte in *Kursivschrift*, die grundsätzlich in einer Bescheinigung enthalten sein sollten.

DR. MED. BERND MUSTERMANN
Facharzt für Innere Krankheiten/Kardiologie

Robert-Koch-Str. 1
00000 Musterstadt
☎ 0000 / 11111
🖷 0000 / 11112

Zur Vorlage

bei *Empfänger*

Datum

ÄRZTLICHE BESCHEINIGUNG

Betr.: ***Frau/Herrn Namen, Vorname, Geburtsdatum***

- *Angabe bisheriger Arbeitsplatz*
- *Angabe von Einschränkung(en) [ohne Diagnose(n) falls für Arbeitgeber] aufgrund Erkrankungen des Arbeitnehmers und objektiver Befunde*
  mit Berücksichtigung des Stadium der Erkrankung mit Symptomatik/Klinik
  der Therapie (Medikamenten-Nebenwirkungen !)
  des bisherigen Arbeitsplatzes/der bisherigen Tätigkeit
- *Einschränkung(en) zeitlich befristet oder dauernd*
- *Evtl. Stundenzahl angeben, falls keine vollschichtige Tätigkeit mehr möglich*
- *Evtl. getrennte Angabe von eventuellen zusätzlichen Einschränkungen, die nicht medizinisch begründet sind.*
- *Evtl. Angabe anderer zumutbarer/geeigneter Arbeitsplatz*
- *Evtl. stufenweise Wiedereingliederung sinnvoll an bisherigem / an anderem Arbeitsplatz?*
- *Einschaltung Arbeitsmediziner erforderlich/wünschenswert?*
- *Evtl. Vermerk, ob bei Verdacht auf Vorliegen einer Berufskrankheit Meldung an zuständigen Versicherungsträger erfolgt ist.*

Unterschrift /Stempel

DR. MED. BERND MUSTERMANN
Facharzt für Innere Krankheiten/Kardiologie

Robert-Koch-Str. 1
00000 Musterstadt
☎ 0000 / 11111
🖷 0000 / 11112

Zur Vorlage

beim Arbeitgeber

00.00.20XX

ÄRZTLICHE BESCHEINIGUNG

Bei **Herrn Eduard Schmidt, geb. 00.00.0000**, ist ein Einsatz an seinem bisherigen Arbeitsplatz als Außenmonteur (mit Auslandseinsatz) zur Zeit nicht möglich.

Es bestehen folgende arbeitsmedizinischen Einschränkungen:

Nicht geeignet für Arbeiten/Tätigkeiten

- mit regelmäßigem Heben/Tragen von mittelschweren Lasten (ohne mechanische Hilfsmittel oder in unergonomischer Haltung) und regelmäßiger mittelschwerer körperlicher Belastung
- mit Atemschutzmasken/-geräten (G 26 / H 7) [Gruppe II + III]
- mit Reisen/Aufenthalten in außereuropäischen Ländern (G 35)
- mit besonderer seelischer Belastung/Anspannung
- mit Zeitdruck (z.B. Fließband oder Akkord)
- mit Wechselschicht/Zweischichtbetrieb (= Früh-/Spätschicht)
- mit Anfall von Überstunden oder zusätzlichem Bereitschaftsdienst

Die Einschränkungen sind zunächst auf 3 Monate befristet. Wegen der berufsgenossenschaftlichen Einschränkungen (G 26 + G 35) Vorstellung bei Betriebsarzt/ärztin erforderlich.

Mit freundlichen Grüßen

Dr. med. B. Mustermann

Zusätzliche Erläuterungen:

Grund für die Ausstellung dieses Attestes ist ein Herzinfarkt ohne zusätzliche Komplikationen vor 3 Monaten. Für Vorstellung beim Betriebsarzt/-ärztin ggf. vorhandenen Rehabilitationsbericht (Anschlussheilbehandlung) mitgeben.

Bei zusätzlichen Komplikationen können sich andere weitergehende Einschränkungen ergeben, z.B. bei erfolgter Implantation eines Schrittmachers zusätzlich:

Keine Arbeiten/Tätigkeiten

- *mit Überkopfarbeit*
- *mit Vibrationen des Körpers (Ganzkörpervibrationen)*
- *mit elektromagnetischen Feldern*

Beurteilung durch Kardiologen erforderlich / empfohlen.

DR. MED. KLAUS MUSTERMANN
Facharzt für Orthopädie

Robert-Koch-Str. 1
00000 Musterstadt
☎ 0000 / 11111
🖷 0000 / 11112

Zur Vorlage

beim Arbeitgeber

00.00.20XX

ÄRZTLICHE BESCHEINIGUNG

Bei **Herrn Karl-Heinz Becker, geb. 00.00.0000**, ist ein Einsatz an seinem bisherigen Arbeitsplatz als Arbeiter in der Motorenbandmontage zur Zeit nicht möglich.

Es bestehen folgende arbeitsmedizinischen Einschränkungen:

Nicht geeignet für Arbeiten/Tätigkeiten

- mit regelmäßigem Heben und/oder Tragen von mittelschweren Lasten (ohne mechanische Hilfsmittel oder in unergonomischer Haltung) sowie entsprechender körperlicher Belastung
- mit häufigem Halten/Greifen von mittelschweren Lasten (insbes. in unergonomischer Haltung)
- mit häufigem Bücken
- in Zwangshaltung
- mit Vibrationen der Wirbelsäule

Es sollte eine stufenweise Wiedereingliederung an einen geeigneten Arbeitsplatz unter Einschaltung des/der Betriebsarzt/-ärztin erfolgen.

Die Einschränkungen sind für eine bestimmte Zeit nach der Wiedereingliederung befristet.

Mit freundlichen Grüßen

Dr. med. K. Mustermann

Zusätzliche Erläuterungen:

Grund für die Ausstellung dieses Attestes ist Zustand nach einer Bandscheibenoperation im Lendenwirbelsäulenbereich.

Bei einer Bandscheibenoperation im Halswirbelsäulenbereich können sich zusätzliche Einschränkungen ergeben:

Keine Arbeiten/Tätigkeiten

- mit Überkopfarbeit

- mit häufigen Rotationsbewegungen des Kopfes

Möglicher Einsatz wäre an einem weniger belasteten Arbeitsplatz in der z.B. Vormontage.

DR. MED. ERIKA MUSTERFRAU
Fachärztin für Neurologie und Psychiatrie

Robert-Koch-Str. 1
00000 Musterstadt
☎ 0000 / 11111
🖷 0000 / 11112

Zur Vorlage

beim Arbeitgeber

00.00.20XX

ÄRZTLICHE BESCHEINIGUNG

Bei **Herrn Karl-Heinz Müller, geb. 00.00.0000**, ist ein Einsatz an seinem bisherigen Arbeitsplatz als Dreher zur Zeit nicht möglich.

Es bestehen folgende arbeitsmedizinischen Einschränkungen:

<u>Nicht geeignet für Arbeiten/Tätigkeiten</u>

- mit Unfallgefährdung (z. B. an laufenden, unfallgefährdenden Maschinen)
- mit Fahr-/Steuer- und Überwachungstätigkeiten
- mit Absturzgefahr (G 41) (= die Schwindelfreiheit erfordern, d.h. keine Arbeiten auf Gerüsten oder Leitern über 2 m Höhe)
- mit besonderen Anforderungen an die Umstellungs- und Anpassungsfähigkeit
- mit besonderer nervlicher/seelischer Belastung
- mit Zeitdruck (z.B. Fließband oder Akkord)
- mit dauerndem oder kurzfristigem Wechsel der Arbeitszeiten
- mit Nachtschichten
- mit Anfall von Überstunden oder zusätzlichem Bereitschaftsdienst
- ohne sozialen Kontakt zu anderen Mitarbeitern/-innen

Die Einschränkungen sind zunächst auf 3 Monate befristet.

Mit freundlichen Grüßen

Dr. med. E. Musterfrau

<u>Zusätzliche Erläuterungen:</u>

Grund für die Ausstellung dieses Attestes ist eine endogene Depression mit entsprechender Therapie (Antidepressiva).

Ein (möglicher) Alternativarbeitsplatz wäre z.B. ein Einsatz in der Vormontage.

DR. MED. HANS MUSTERMANN
Facharzt für Neurologie

Robert-Koch-Str. 1
00000 Musterstadt
☏ 0000 / 11111
🖷 0000 / 11112

Zur Vorlage

beim Arbeitgeber

00.00.20XX

ÄRZTLICHE BESCHEINIGUNG

Bei **Herrn Erich Beutler, geb. 00.00.0000**, ist ein Einsatz an seinem bisherigen Arbeitsplatz als Gießereiarbeiter nicht mehr möglich.

Folgende Tätigkeiten sind noch möglich:

- mit Wechselmöglichkeit zwischen Gehen, Stehen , Sitzen (ohne überwiegendes Stehen)
- mit Heben/Tragen von leichten Lasten (ohne mechanische Hilfsmittel oder in unergonomischer Haltung)
- mit leichter körperlicher Belastung

Folgende Arbeiten/Tätigkeiten sind nicht mehr möglich:

- mit Zwangshaltung
- mit besonderer Beanspruchung des rechten Armes bzw. voller Funktionsfähigkeit der rechten Hand
- mit Absturzgefahr
- mit besonderen Anforderungen an das Reaktionsvermögen

Die Einschränkungen bestehen auf Dauer.

Mit freundlichen Grüßen

Dr. med. H. Mustermann

Zusätzliche Erläuterungen:

Beispiel für eine Bescheinigung mit kombinierter Positiv-/Negativaussage.

Grund für die Ausstellung dieses Attestes ist ein Morbus Parkinson mit Betonung des rechten Armes, was zu den entsprechenden Einschränkungen führt.

Unter den gegebenen Bedingungen ist eine Umbesetzung schwierig, eventuell im Bereich der Kontrolle.

DR. MED. THEO MUSTERMANN
Facharzt für Innere Krankheiten
Lungen und Bronchialheilkunde

Robert-Koch-Str. 1
00000 Musterstadt
☎ 0000 / 11111
🖷 0000 / 11112

Zur Vorlage

beim Arbeitgeber

00.00.20XX

ÄRZTLICHE BESCHEINIGUNG

Bei **Frau Erika Klein, geb. 00.00.0000**, ist ein Einsatz an ihrem bisherigen Arbeitsplatz in der Vormontage nicht mehr möglich.

Es bestehen folgende arbeitsmedizinischen Einschränkungen:

<u>Nicht geeignet für Arbeiten/Tätigkeiten</u>

- mit atemwegsreizenden Substanzen bzw. erhöhter inhalativer Allergengefahr, insbesondere Staub und Kleber
- mit besonderer Anforderung an die Haut und allergieauslösenden Substanzen, insbesondere Chrom und Kleber
- mit Tragen von Handschuhen, insbesondere Leder- sowie Latexhandschuhen

Die Einschränkungen bestehen auf Dauer.

Um einen geeigneten Arbeitsplatz festzulegen, ist der Betriebsarzt einzuschalten.

Eine Anzeige bei Verdacht auf das Vorliegen einer Berufskrankheit erfolgt bei der zuständigen Stelle.

Mit freundlichen Grüßen

Dr. med. Th. Mustermann

<u>Zusätzliche Erläuterungen:</u>

Grund für die Ausstellung dieses Attestes ist eine polyvalente Allergie (u.a. Chrom, Bestandteile von Klebern, Latex) sowohl mit asthmatischen Beschwerden als auch Hautallergie. (Hinweis: Übliche Lederhandschuhe werden mit Chrom gegerbt, daher ergibt sich hier eine entsprechende Einschränkung. Möglich sind dann ggf. spezielle chromfreie Handschuhe.)

Für die Festlegung eines geeigneten Arbeitsplatzes ist wegen der polyvalenten Allergie eine Arbeitsplatzbegehung unbedingt erforderlich. Hierfür muss dem Betriebsarzt/-ärztin der Allergiepaß vorgelegt werden, damit alle vorhandenen Allergene berücksichtigt werden können.

Zusätzliche Angabe, dass eine Anzeige mit dem Verdacht auf das Vorliegen einer Berufkrankheit an die zuständige Berufsgenossenschaft entspr. § 5, Abs. 1 BeKV bzw. § 202 SGB VII durch den Hautarzt bereits erfolgt ist.

DR. MED. BARBARA MUSTERFRAU
Ärztin für Allgemeinmedizin

Robert-Koch-Str. 1
00000 Musterstadt
☎ 0000 / 11111
🖷 0000 / 11112

Zur Vorlage

beim Arbeitgeber

00.00.20XX

ÄRZTLICHE BESCHEINIGUNG

Bei **Herrn Mohamed Sati, geb. 00.00.0000**, ist ein Einsatz an seinem bisherigen Arbeitsplatz in der Gießerei nicht mehr möglich.

Es bestehen folgende arbeitsmedizinischen Einschränkungen:

Nicht geeignet für Arbeiten/Tätigkeiten

- mit regelmäßigem Heben/Tragen von mittelschweren Lasten (ohne mechanische Hilfsmittel) unter ungünstigen ergonomischen Bedingungen (mit vorgebeugtem Oberkörper, körperfern und gleichzeitiger Gewichtsbelastung) einschl. Halten und Greifen von Lasten
  Das Heben/Tragen von leichten Lasten unter ergonomisch günstigen Bedingungen ist jedoch möglich.
- mit häufigem Bücken
- mit überwiegendem Stehen
- mit besonderen Belastungen des rechten Beines oder die volle Funktionsfähigkeit beider Beine erfordern
- die häufiges Treppen- oder Leitersteigen erfordern
- mit Vibrationen der Wirbelsäule und des rechten Beines

Die vorstehenden Einschränkungen sind von Dauer.

Ein unter Berücksichtigung dieser arbeitsmedizinischen Einschränkungen möglicher Einsatz im Kleinteilelager, als Pförtner oder in der Telefonzentrale ist jedoch nicht möglich, da der Mitarbeiter hierfür nicht qualifiziert ist.

Mit freundlichen Grüßen

Dr. med. B. Musterfrau

Zusätzliche Erläuterungen:

Grund für die Ausstellung dieses Attestes ist Zustand nach (privatem) Autounfall mit multiplen Verletzungen, u.a. komplizierter Tibiatrümmerfraktur rechts sowie Lendenwirbelkörperfraktur mit dauerhaften Einschränkungen.

Die unter Berücksichtigung der arbeitsmedizinischen Einschränkungen angegebenen Alternativarbeitsplätze sind jedoch aufgrund der persönlichen Einschränkungen (Analphabet) nicht möglich. Die hieraus resultierenden Einschränkungen müssen (ebenso wie evtl. sonstige fehlende fachliche Qualifikation) ebenfalls angegeben, aber unbedingt von den arbeitsmedizinischen Einschränkungen getrennt aufgeführt werden!

Da es sich um einen angelernten Arbeiter handelt, wird es unter den gegebenen Voraussetzungen schwierig werden, einen geeigneten Arbeitsplatz zu finden.

DR. MED. HEINZ MUSTERMANN
Facharzt für Hautkrankheiten / Allergologie

Robert-Koch-Str. 1
00000 Musterstadt
☎ 0000 / 11111
🖷 0000 / 11112

Zur Vorlage

beim Betriebsarzt

00.00.20XX

ÄRZTLICHE BESCHEINIGUNG

Bei **Herrn Helmut Neumann, geb. 00.00.0000**, ist ein Einsatz an seinem bisherigen Arbeitsplatz in der Montage einschl. Schweißarbeiten bei vorhandener Chromallergie unter folgenden Bedingungen weiterhin möglich:

Vermeidung von Kontakt mit

- Chrom oder
- chromhaltigen Substanzen
- insbesondere Chrom-VI-haltigen Verbindungen

Eine Anzeige bei der zuständigen Berufsgenossenschaft wegen des Verdachtes auf das Vorliegen einer Berufskrankheit ist bereits erfolgt.

Die Einschränkungen bestehen auf Dauer.

Mit freundlichen Grüßen

Dr. med. H. Mustermann

Zusätzliche Erläuterungen:

Beispiel für eine Bescheinigung mit Positivaussage ***für den Betriebsarzt****..*

Der Grund für die Ausstellung wird hier angegeben, da dieses Attest dem Betriebsarzt vorgelegt wird.

Am Arbeitsplatz ist eine entsprechende Belastung insbesondere bei Schweißarbeiten (Lichtbogenschweißen mit umhüllten Elektroden) sowie anschließendem Trockenschleifen der geschweißten Teile. Bei Vermeidung dieser Arbeiten mit Chrom-Exposition sind alle übrigen Arbeiten am bisherigen Arbeitsplatz weiter möglich (z.B. auch Schweißen mit Elektroden ohne Chromanteil)..

Zusätzliche Angabe, dass eine Anzeige mit dem Verdacht auf das Vorliegen einer Berufskrankheit an die zuständige Berufsgenossenschaft entspr. § 5, Abs. 1 BeKV bzw. § 202 SGB VII durch den Hautarzt bereits erfolgt ist.

DR. MED. YVONNE MUSTERFRAU
Augenärztin

Robert-Koch-Str. 1
00000 Musterstadt
☎ 0000 / 11111
🖷 0000 / 11112

Zur Vorlage

beim Betriebsarzt

00.00.20XX

ÄRZTLICHE BESCHEINIGUNG

Bei **Frau Erika Schmitz, geb. 00.00.0000**, ist ein weiterer Einsatz an ihrem bisherigen Arbeitsplatz als Sekretärin mit Bildschirmarbeiten nur unter folgenden Voraussetzungen möglich:

- großer Bildschirm (mindestens 20" Diagonale)
- mit hochauflösender Grafikkarte
- mit ausreichender Zeichengröße (in Abhängigkeit von der Bildschirmentfernung)
- mit verordneter Bildschirmarbeitsplatzbrille

Die tägliche Einsatzzeit am Bildschirm sollte maximal 3 Stunden nicht überschreiten.

Die Einschränkungen bestehen auf Dauer.

Mit freundlichen Grüßen

Dr. med. Y. Musterfrau

Zusätzliche Erläuterungen:

Beispiel für eine Bescheinigung mit Positivaussage und Angabe der Voraussetzungen, damit der bisherige Arbeitsplatz erhalten bleibt.

Ursache ist eine Netzhauterkrankung mit entsprechender Einschränkung der Sehfähigkeit.

Kosten müssen entsprechend der Bildschirmarbeitsplatzverordnung vom Arbeitgeber getragen werden (einschl. Kosten für Bildschirmarbeitsplatzbrille, soweit es sich um eine Brille handelt, die ausschließlich für den Einsatz am Bildschirmarbeitsplatz notwendig ist).

Bei Schwerbehinderung kann vom Arbeitgeber ein Antrag auf Übernahme der Kosten (Teilerstattung) gestellt werden.

STICHWORTVERZEICHNIS

(Erkrankungen - alphabetisch)

Erkrankungen nach Fachgebieten

(Wegen Überschneidung wurden einige Erkrankungen bei zwei Fachgebieten aufgeführt.)

Dermatologische Erkrankungen

Hals-/Nasen-/Ohren-Erkrankungen

Innere Erkrankungen

Neurologische/Psychiatrische Erkrankungen

Ophthalmologische Erkrankungen

Orthopädische Erkrankungen

Sonstige Erkrankungen

Weitere Exemplare

"Arbeitsmedizinische Einschränkungen bei bestimmten Erkrankungen"

können Sie direkt bestellen bei:

Verlag ***Arzt + Information***
Dr. med. Heinz Beckers
Robert-Koch-Str. 55
50931 Köln
☎ 0221 / 415 152
0221 / 822 2413
arztinf@hotmail.com
www.arztinf.de

ISBN 3-9807384-0-X

Preis (einschl. Versandkosten): € 12,00 (DEM 23,47)

Beachten Sie auch die Informationen auf den nachfolgenden Seiten !

Unter Berücksichtigung des Gegenstandskataloges für die Ärztliche Prüfung

INNERE MEDIZIN

2001

GERD HEROLD

und Mitarbeiter